脾虚的女人老得快 新版

女中医师亲授新妇科公开课

佟彤◎著

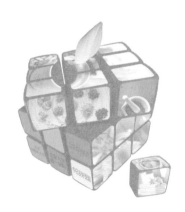

CS 湖南科学技术出版社 博集天卷 CS-BOOKY

图书在版编目（CIP）数据

脾虚的女人老得快：新版 / 佟彤著. -- 长沙：湖南科学技术出版社，2018.5（2022.2 重印）

ISBN 978-7-5357-9794-0

Ⅰ．①脾… Ⅱ．①佟… Ⅲ．①女性—健脾—基本知识 Ⅳ．① R256.3

中国版本图书馆 CIP 数据核字（2018）第 077240 号

上架建议：畅销·健康生活

PIXU DE NÜREN LAO DE KUAI: XINBAN

脾虚的女人老得快：新版

著　　者：佟　彤
出 版 人：张旭东
责任编辑：林澧波
监　　制：邢越超
策划编辑：李彩萍
特约编辑：汪　璐
营销支持：文刀刀
版式设计：李　洁
封面设计：刘红刚
出　　版：湖南科学技术出版社
　　　　　　（湖南省长沙市湘雅路 276 号　邮编：410008）
网　　址：www.hnstp.com
印　　刷：三河市中晟雅豪印务有限公司
经　　销：新华书店
开　　本：715mm×955mm　1/16
字　　数：198 千字
印　　张：13.5
版　　次：2018 年 5 月第 1 版
印　　次：2022 年 2 月第 5 次印刷
书　　号：ISBN 978-7-5357-9794-0
定　　价：56.00 元

若有质量问题，请致电质量监督电话：010-59096394
团购电话：010-59320018

目录
contents

第二章
女人·通
"不通"是养生养颜的大忌

第五章
女人·妇科保养
妇科医生的女人病保养公开课

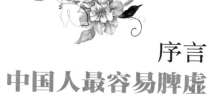

序言
中国人最容易脾虚

佟彤

　　如果 10 个人去看中医，估计得有 5 个人的诊断结果是"脾虚"，粗看还以为是庸医的敷衍，其实这是事实！

　　中医说的"脾"，不是横在腹中的那个可以切除的实体脾脏，而是涉及消化、呼吸、免疫、循环、运动等多个系统的功能总称。如果打比喻，中医之脾，就像是养育了万物的土地，一片贫瘠土地上的生命肯定缺乏生机，一个脾虚的人自然也是病弱的、早衰的。对中国这个崇尚"土生万物"的民族来说，脾之于人，如土之于民，所以中医才会赋予"脾"一个极高的"职称"——"后天之本"。

　　脾虚之所以常见，和它的两个致虚因素有关：一个是劳倦，一个是忧思。前者伤身，后者伤心，而这两点又与中国人长久以来的生存环境与民族性有关。

　　中国人是心思细密的农耕民族，几千年都靠在"土里刨食"，其间颠沛流离、民不聊生是常有的事儿。这种艰难的生存过程、身体上的劳损和精神上的煎熬其实都在伤脾。中医之脾，于是就成了中国人身体的一个薄弱环节，而这也是中医对其分外强调、分外呵护的理由之一。

创制了"补中益气丸"的名医李东垣，早在金元时期就写出了中医经典《脾胃论》。这本实用价值远在《黄帝内经》之上的古籍，全书都在强调"脾气一虚，百病丛生"。

中国文字对羸弱病态的形容、对生机不足的描述，其实都是脾虚之态，诸如"面黄肌瘦""手无缚鸡之力"。

脾主肌肉，病色为黄，肌肉的无力和肤色的萎黄，都是脾虚之相。这种无力可以延展到各个器官，因此，疲劳、虚胖或瘦削、便秘或便溏，甚至包括心脑的供血不足、疾病的慢性迁延、女人面容的不紧致以及平胸垂臀……归根结底都是脾在各个脏腑行使功能时的无力、不足所致，而最能昭示女人老之将至的"黄脸婆"，更是脾虚病色的显露。

因此，中国人最可以也最应该举国同步的养生大法，就是补脾。

只是我们不知道，补脾的药与法，是所有补药补法中最和缓、最能药食同源、最可以长期服用、最能融入每日生活的。补脾这件事关体质、疾病、健康、衰老的保养之事，本来就该是中国人持之以恒的生存方式。

第一章
女人·虚

女人之虚到底虚在哪儿

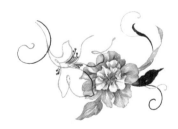

脾虚的女人
∥ 老得快 ∥

　　35 岁之后，多数女人都开始长"游泳圈"变"黄脸婆""平乳垂臀"了。这些看上去不太美的外表端倪，其实都是内在出现了健康问题的表现。而这"内在"指的就是脾气虚了，女人变老就是从脾气虚弱开始的。脾气相当于人体里的"审计署""纪检委"。脾气一虚，就等于"审计署""纪检委"被拿掉了，或者说名存实亡了。细菌、病毒就开始大肆增殖，癌细胞就得以积少成多，并选择在人体抵抗力最弱的时候命中身体。

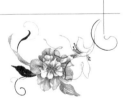

没有丑女人，只有"脾虚女"

35 岁是女性的一个坎儿，到了这时，阳明脉开始衰弱了。而阳明脉就是脾胃之经，面部、胸部和腹部都是它经过的部位，这里的经脉气虚、衰弱了，自然要影响到面部和腹部的状况，导致女性开始出现面部憔悴、面色发黄、头发开始脱落等症状。所以说，脾虚的女人老得快。

脾气虚的女人老得快

女人最担心的就是衰老，所以她们会花很多钱去美容、塑身，但这种效果往往是短暂的。过了 35 岁，大多数女性的肌肉会不同程度地失去弹性、皮肤失去光泽，这两点直接导致女人变成了"黄脸婆"，并开始变得"垂臀平乳"。而这些看上去不美的外表端倪，其实都是健康出了问题，而且问题出在了脾气上，是脾气虚了。

这一点在《黄帝内经》中有过论述："五七阳明脉衰，面始焦，发始堕。"这句话形容的是 35 岁女人的状况：面容开始憔悴，头发开始脱落，种种衰老的迹象都是因为阳明脉开始虚弱、衰竭了。"阳明脉"是什么呢？指的就是脾胃之经，而女人变老就是从脾气虚弱开始的。

"脾气虚"是中医的概念，大家常常说起这个词。很多人一说到脾气虚，就会想到消化不好。事实上，脾气虚涉及的范围远不止消化方面的问题，"世界卫生组织"曾经公布过的健康指标，描述的其实也都是脾气的状态。

"世界卫生组织"给出的判断人健康、衰老与否的三大指标是——"说得快、走得快、拉得快"，这三个生活的细节体现并概括了身体最重要器官的功能状态。

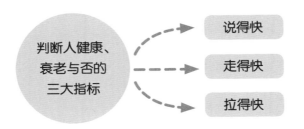

先说"说得快"。一个语速很快的人，首先得脑子清楚、思维灵敏。要保证这一点，大脑的供血至少要充足。一旦大脑的供血不足，人首先会犯晕，头脑不清晰。而保证大脑供血的关键不仅在于血液是否充足，更重要的是血管里的血是否能正常地升到大脑去。这种升血、泵血的功能就是中医里说的脾气决定的，中医的术语叫"升清降浊"，是脾气的重要功能之一。

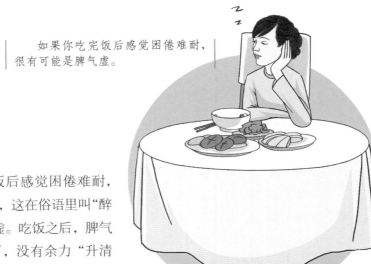

如果你吃完饭后感觉困倦难耐，很有可能是脾气虚。

很多女性吃了饭后感觉困倦难耐，坐在桌边就能睡着了，这在俗语里叫"醉饭"，就是因为脾气虚。吃饭之后，脾气全用在消化食物上了，没有余力"升清降浊"，所以饭后的大脑处于浑噩的状态中。

"走得快"反映的是肌肉的协调能力和力量，肌肉有力是健康的基本标志。根据中医的观点，肌肉是归脾气所管的，所谓"脾主肌肉"，只有脾气不虚，肌肉才能壮硕有力。人在行走运动的时候，才能协调、迅速，才能走得快。我们过去描述白面书生时，多用"手无缚鸡之力"来形容，这种人的步态一般都是慢悠悠的，走快了就会上气不接下气，这也是因为他们脾气虚，无力供养肌肉，也无力支配肌肉导致的。

还有一点是"拉得快"，就是大便痛快，这也是衡量人是否健康、是否衰老的关键指标。我们看看孩子，除非他们因为上火暂时地大便干燥，否则大便一般都拉得很快。孩子，或者说年轻人，解大便的时间很短，可以速战速决，这种人一般都身体很壮实，至少不会脾气虚。因为"脾主肌肉"，肠道的肌肉也归脾气所主，脾气虚时，肠道就蠕动无力。大便"拉得快"，不仅保证了毒素的及时排除，而且还说明了脾气的健运。

所以，虽然世界卫生组织公布的健康指标是围绕西医理论而产生的，但是却反映了中医脾气的特点。可见，中医所说的"脾气"囊括了身体健康的关键环节和器官，一旦出现脾气虚，衰老和疾病便接踵而来。

🔵 身体结构也有不称职的时候

"气"是中医里独有的概念，通俗一点儿说就是功能。所谓"气虚"，其实就是各个组织器官的功能不足了，所以，它的典型症状就是体力不支、不任劳作、很容易疲劳。"有气无力""手无缚鸡之力"等词形容的都是气虚之人。

有的孩子很小就查出了"弱视"，有些家长搞不明白"弱视"是什么意思。所谓"弱视"，就是指这个孩子的眼睛结构全部正常，没有像近视或者远视那样发生屈光不正、眼球变形的问题，但就是每个正常的结构都不能称职地发挥作用，功能很弱，最后造成了视力低下。

中医的气虚和"弱视"的概念很相似，骨骼、肌肉、神经一个组织都不少，但每个组织结构在发挥功能时都差口气，这样构成的人体，功能自然不如那些每个环节都给力的人。功能不给力，人就气虚了，而这种情况在女性中更常见，因为她们没有男性好动，体力活动少。特别是在现在这个社会，随着经济的发展、社会的进步，出门开车、上楼搭电梯，以及机械化、自动化的生活方式，取代了每日最基本的运动。运动少，身体功能就少了锻炼的机会，这就导致了肌肉乃至脾气的用进废退。现在的都市女人，多多少少都有古代淑女少动多静的特点，而这就足以使一个并不该盛产淑女的年代多了淑女的常见病——脾气虚。

> 现在的都市女人，多多少少都有古代淑女少动多静的特点，而这就足以使一个并不该盛产淑女的年代多了淑女的常见病——脾气虚。

既然是淑女，说话自然轻声细语，这其实也是脾气虚的典型表现，中医称之为"语声低怯""气息轻浅"。严重的时候，话说多了还会咳嗽。

我见过一个病人，因为慢性病缠身，他始终处于脾气虚的状态，面色常年是发黄的。他只要话说多了就会咳嗽，咳嗽声也不大，而且不是发自肺腑的那种，而是很轻浅，就局限在咽喉部，不能自主地轻嗽，非此，不能把气息调整好。

有个名中医，他在辨证病人是否是气虚时凭借个人经验：那些每句话的最后一个字都"咬"不清楚，或者越说越快的人，很可能是气虚，这和说到最后就要咳嗽的原理一样，是气虚不足以支撑到把最后一个字"咬"清楚，所以才会下意识地加快语速。

当然了，这种已经累及到说话的脾气虚，一般都是重症，比如慢性病后期，人被消耗了很久的时候。对普通人来说，脾气虚体质者最常见的问题是面色偏黄，容易疲劳，爱出汗，而且既怕冷又怕热，冬天不扛冻、易感冒，夏天爱中暑；胃口不好，稍微吃多点儿、吃硬点儿就不消化，或者常年大便不成形；而且常年处于低血压状态，夏天的时候甚至可能因此而晕倒，还总觉得昏昏欲睡，特别是在饭后困得睁不开眼。很多问题都容易在饭后出现或者加重，比如心慌、头疼等症状。脾气越虚，困的程度越严重，出现的问题也越多、越重。凡此种种看似并不要命却严重影响生活质量的症状，都是因为脾气虚。

既怕冷又怕热，寒热都不耐，是因为虚弱的脾气没能建立好身体和环境之间的"隔离带"；特别容易不消化，是因为虚弱的脾气不能运化食物；常年低血压，是因为虚弱的脾气使运血无力，不能保证清气上营给大脑；饭后就困是因为虚弱的脾气忙着去消化食物了，无力"分身"给大脑供血。

🖊 脾气是人体里的"审计署""纪检委"

既然中医认为脾气这么重要，那脾气到底指的是什么？很多人误以为就是单纯的胃肠道消化、吸收，因为《黄帝内经·素问》的"灵兰秘典论"中，将脾胃合称为"仓廪之官"。所谓"仓廪"就是指装粮食的地方，看似专指消化系统了。事实上，早在《黄帝内经》的"刺法论"一篇中，先人就已经专门把脾胃分出来，明确指出：脾是"谏议之官，知周出焉"。

所谓"谏议"，就是提意见、挑毛病的意思，这个头衔相当于现在的"审计署""纪检委"，它们的工作是要帮助政府找出各部门的弊端、隐患，避免出现更大的漏洞。这项功能在身体里很重要，能帮助身体完成自我清洁。

我们每个人的身体都是和细菌、病毒，甚至肿瘤细胞共生并存的，比如最常见的感冒，引起它的病毒平时可能存在于我们的上呼吸道系统中，比如鼻腔、嗓子，但是并不引发感冒。只有当人劳累了，比如这几天熬夜看球，或者出门淋雨了、着凉了，感冒就被触发了，这是因为身体的抵抗力下降之后，给了病毒乘虚而入、侵袭人体的机会。之所以并不是每个人都罹患感冒，更不是每个人都得癌症，就是因为身体里的"审计署""纪检委"在努力工作，不断地揪出隐藏在身体里肇事的隐患，才换得了一方平安。

脾气一虚，就等于"审计署""纪检委"被拿掉了，或者说名存实亡了，细菌、病毒就开始大肆增殖，癌细胞就得以积少成多，并选择在人体抵抗力最弱的时候命中身体。

心的忧思、肝的气郁都可以导致脾气减弱，免疫力下降，比如林黛玉。除此之外，还有一种情形也是可以伤脾的，就是过度减肥或者短时间内暴瘦。"韩流"鼻祖裴勇俊就是一个典型的例子。

2009 年，裴勇俊为了拍一本韩国风光的写真集，一直拼命工作了近一年。写真集出版后，他出来召开记者会，大家都吓了一跳，曾经很健壮的他暴瘦了20 斤！据说身高一米八的他当时只有 130 斤，连过去的衣服都撑不起来了。很快噩耗传来，裴勇俊因为消瘦而罹患败血症。

败血症就是细菌感染没有得到很好的控制，而引发的一种全身性感染，严重的甚至会危及生命。我们从毛泽东的《纪念白求恩》中知道，抗日时期的白求恩就是因为这种病牺牲的。战争时期的医疗、生活条件可想而知，但身为"韩流"鼻祖的裴勇俊，他还可能缺医少药吗？显然不是，他之所以得了败血症，就是因为之前的暴瘦。

中医讲，脾主肌肉。脾气虚的人，肌肉是消瘦无力的。反过来也一样，如果在短时间内暴瘦，也会影响到脾气的。

不单是裴勇俊，我们肯定还听说过很多女性在服用了某种减肥药之后，突然得了不治之症，比如血液病，甚至是癌症。于是，人们便把原因归结为减肥药的伪劣。但癌症是种慢性病，就算这个人吃的是伪劣的减肥药，也很难在那么短的时间内因为药物而"无中生有"，促生癌肿。真正的原因其实是减肥伤了脾气，"审计署"失职了，早就潜伏在身体里的感染因素——癌细胞乘虚而入了。

有人对 80 岁以后去世的老人做尸解，结果发现，虽然很多人并非死于癌症，而是死于心脑血管疾病，但在他们体内却可以找到实体癌肿的存在。之所以癌肿到最后都没发作、没能致命，就是因为这些人生前的免疫系统功能是好的，他们肯定没有脾气虚的症状。而且，他们的脾气足以把那些癌肿监管好，没有给它们发作的机会。

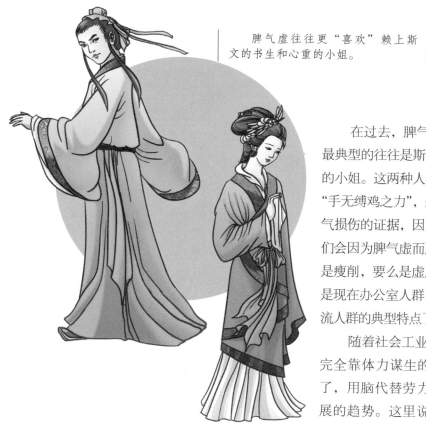

脾气虚往往更"喜欢"赖上斯文的书生和心重的小姐。

在过去，脾气虚的好发人群，最典型的往往是斯文的书生和心重的小姐。这两种人都有个特点——"手无缚鸡之力"，这种体格就是脾气损伤的证据，因为脾主肌肉，他们会因为脾气虚而肌肉无力，要么是瘦削，要么是虚胖。而这，已经是现在办公室人群，甚至是社会主流人群的典型特点了。

随着社会工业化程度的提高，完全靠体力谋生的职业越来越少了，用脑代替劳力已经是社会发展的趋势。这里说的用脑不单单指利用智力，还包括借助情商，也就是我们说的用心、动感情、动心眼儿，这些加在一起足以使更多的人长期处于忧思、思虑的状态。忧思这种情绪是跟心相关的，在五行排序中，心是脾之"母"，火生土，心生脾，心总是忧虑着就要被耗伤。同时，由母及子，忧思就可以直接伤脾，这是知识分子、思虑人群的通病，这也是为什么现在各种癌症的发生率在不断增加。它和现在人因为各种原因，包括身体及心理方面的因素导致的脾气虚、身体"审计署"失职有直接关系。

35 岁是女人的一个坎儿

人们对夫妻年龄的传统认识，都是妻子比丈夫小，"姐弟恋"是近年才开始流行的时尚。"女小男大"这个传统其实是很符合医理的，因为女性的生命周期确实比男性短，因此女性也会比男性早老几年。这在《黄帝内经》中就已经有了明示："女子七岁，肾气盛，齿更发长；二七而天癸至，任脉通，太冲脉盛，月事以时下，故有子；三七，肾气平均，故真牙生而长极；四七，筋骨坚，发长极，身体盛壮；五七，阳明脉衰，面始焦，发始堕；六七,三阳脉衰于上，面皆焦，发始白。""丈夫八岁，肾气实，发长齿更；二八，肾气盛，天癸至，精气溢泻，阴阳和，故能有子；三八，肾气平均，筋骨劲强，故真牙生而长极；四八，筋骨隆盛，肌肉满壮；五八，肾气衰，发堕齿枯；六八，阳气衰竭于上，面焦，发鬓颁白。"

可以看出，女性以"七"为一个基础周期，男性以"八"为一个基础周期。作为 7 的倍数，35 岁是女性的一个坎儿，因为到了这个时候，阳明脉开始衰弱了。阳明脉包括手阳明经和足阳明经，面部、胸部和腹部都是阳明脉经过的部位，这些地方的经脉气虚、衰弱了，自然要影响到面部和腹部的状况，导致女性开始出现面容憔悴、面色发黄、头发开始脱落等症状。比如，"黄脸婆"的问题就和"阳明脉衰"有直接关系，腹部脂肪的堆积也和阳明脉运行无力有关。而这些，都发生在女人的 35 岁和男人的 40 岁之后，因为女性的基础周期比男性短一年。相应的，从生理规律方面来说，女性的衰老要早于男性。

我们仔细观察，虽然很多男性平时根本不护理，甚至连最普通的护肤霜都不用，但他们的皮肤却可能比女性的还好，不会有导致皱纹出现的干燥。而那

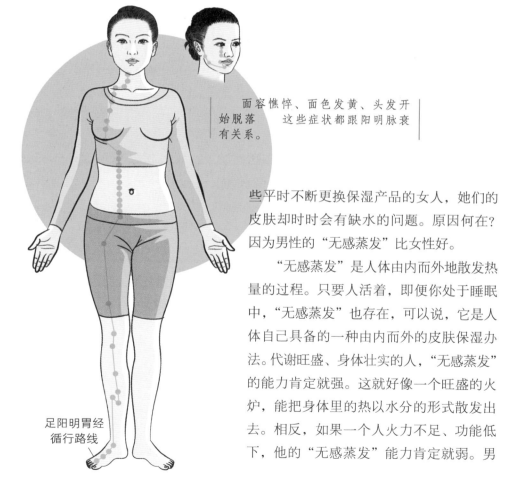

面容憔悴、面色发黄、头发开始脱落 这些症状都跟阳明脉衰有关系。

足阳明胃经循行路线

些平时不断更换保湿产品的女人，她们的皮肤却时时会有缺水的问题。原因何在？因为男性的"无感蒸发"比女性好。

"无感蒸发"是人体由内而外地散发热量的过程。只要人活着，即便你处于睡眠中，"无感蒸发"也存在，可以说，它是人体自己具备的一种由内而外的皮肤保湿办法。代谢旺盛、身体壮实的人，"无感蒸发"的能力肯定就强。这就好像一个旺盛的火炉，能把身体里的热以水分的形式散发出去。相反，如果一个人火力不足、功能低下，他的"无感蒸发"能力肯定就弱。男

性的火力普遍比女性要旺，所以他们的"无感蒸发"能力一般都
强于女性，因此也就有先天的皮肤保湿优势。

过了 35 岁，女性的阳明经气开始走下坡路，面部的"无感蒸发"
能力肯定会随之减弱，憔悴、皱纹的出现都与此有关。而阳明脉就是
脾胃之经，黄色是它对应的颜色。这
条经脉出现问题，面部的黄色就在
所难免，所以，气虚女人的"黄脸
婆"时期往往从 35 岁开始。

如果一个人火力不足、功能低
下，他的"无感蒸发"能力肯定就
弱。男性的火力普遍比女性要旺，所
以他们的"无感蒸发"能力一般都强
于女性，因此也就有先天的皮肤保湿
优势。

那我们要怎样才能增强自己
"无感蒸发"的能力呢？具体说就是，
即便你还年轻，也不能过食生冷，
这是直接伤脾气的。过食生冷导致
的恶果，一般会在 35 岁之后出现，为此，节制生冷应该从年轻
时就开始。另一个办法就是坚持锻炼，要及早养成锻炼的习惯。
年轻人可能懒得拿出时间来专门锻炼，那至少要抓住所有可以运
动的机会，比如，距离不远的话，走路上班，尽量不乘电梯，而
是选择走楼梯，或者你也可以给自己规定好：两三公里以内的距
离绝对步行。只要这些习惯养成了，你就能在不吃药的前提下，最
大限度地保护、建设脾气，提升"无感蒸发"的能力。

林黛玉过的是伤脾的日子

李东垣是金元时期的名医，他的《脾胃论》是中医经典。在
那个时期写出《脾胃论》实在是情理之中的事儿，因为金元时期，

社会动荡不堪、民不聊生是常事儿。很多武侠小说，比如《射雕英雄传》《神雕侠侣》，描绘的都是那时候的社会环境。在这种毫无安全感的生活环境中，人的体质是会改变的，最明显的症状就是脾气虚。于是，李东垣就看到了很多需要补脾的虚弱之人，他们的身体是被战争环境拖垮的。除了饥饱无常，他们内心里还有对未来生存的担忧，从生理和心理上一起耗竭着脾气，特别是后者，这和我们现在人的境遇非常类似。

有调查显示，幸福指数最高的收入阶层，不是大款，也不是每月收入过万的白领，而是月收入 3000~5000 元的人群。原因很简单，高收入带来的是更加开阔的眼界，而眼界也决定了人们的欲望。

所谓幸福，其实就是欲望被满足了之后的一种感觉。因此欲望越高、越难满足，人就越难幸福，这就是所谓的"欲壑难填""物欲横流"。特别是当一个人没有真正的精神追求、把自己的生活目标仅仅定位在物质层面时，他的幸福感会随着新鲜事物的出现而不断改变，要求不断提高。再平静的社会也会给他造成压力，再优越的生活也仍旧会让他不满，盛世于他可能就是乱世，这种形势就相当于《脾胃论》问世时的当年，都是人的心思、欲望惹的祸。

李东垣在《脾胃论》中说，思劳、体力过度消耗、饮食不节是导致脾气损伤的主要原因。其中，思劳应该排在首位，特别是对现代人来说，他们已经没有太多机会因为体力透支而伤身了，饮食上的讲究也不难做到。唯独思劳，也就是过度劳心，被欲望所伤，是最难避免的，这也是现在人脾气损伤的关键。这一点，明代的名医张景岳在《景岳全书》中就说过："思本乎心，经日心怵惕思虑则伤神"，"然思生于心，脾必应之，故思之不已则劳伤在脾。经曰：思伤脾。"可见，现在的国人之所以普遍脾气虚，是因为心思太重。

曾经有好事者给僧人们做过体检，结果发现，他们的体检项目有很多是不合格的。僧人们毕竟是风餐露宿、艰苦修行，营养状态、卫生条件都远不及俗人。但是，有史以来，史料记载的长寿者一直是僧人居多，他们为什么能凭借这种"破败之身"颐养天年呢？原因很简单，因为他们放下了欲望，不再为忧思困扰，不再过度劳心，他们的脾气就少了思劳之伤，这一点是俗人做不到的。

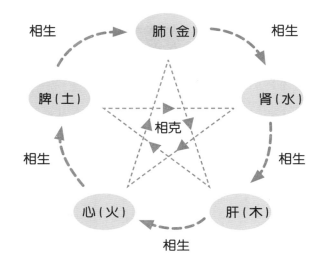

五脏之间的相生相克规律，决定了人体的健康状况。

脾气在五脏中，和心、肝都有关系，火生土，木克土。心是脾之母，而肝是克伐脾气的，所以脾气的强健情况和心是否忧思、肝是否气郁有直接关系。这一点，我们从林黛玉这个例子就可以看出，她的瘦削、羸弱体质是典型的脾气虚导致的，但她的脾气虚因何而来呢？就是心之忧和肝之郁。忧虑伤心，心气弱了，连累到了作为"儿子"的脾；肝气郁结太过就要克伐它所管束的脾，从两个都与情绪有关的环节对脾气造成伤害。

从小就没了母亲，又没有兄弟姐妹，虽然住进了贾府外婆家，但顾影自怜、向隅而泣始终是林黛玉的生活常态，这就是心的忧思。因为心思细密、敏感，对别的女孩子构不成伤害的事情，于她也能引来一场气闷，这就导致了肝的气郁。久而久之，这两个原因并行存在、相互影响，林黛玉的体质早早就变成脾虚体质了，为她最终因为痨病而死预留了伏笔。值得注意的是，现代人，特别是女性，心的忧思和肝的气郁绝对不亚于林黛玉，这就是她们未来健康的大敌。

林黛玉得的是痨病，也就是现在说的结核病。在当时，痨病是相当严重的传染病，无药可治。但是，众姐妹同住在一个园子里，每天还在一起游戏，为什么别的女孩子不得，唯独林黛玉因此而早亡呢？因为在当时，能对抗这种传染病的只有人体自己的免疫力。很可惜，林黛玉的免疫力早就被压抑的心情、寡欢的精神给夺走了，她早早就脾虚了。而在中医的观点里，脾气的强弱就决定了人体的免疫力高低。

现代医学的研究提供了几个实例：在实验中，电击实验用的大白鼠，如果它可以逃跑、躲避，免疫功能的抑制就不明显。但是，当它被其他大白鼠击败时，免疫功能则明显下降；学生在考试前的紧张复习阶段，感染性疾病症状有增多的趋势；孤独感强烈的学生，其淋巴细胞功能要比孤独感轻的学生差；离婚不久的女性和丧妻不久的男性，他们的免疫功能都显著降低……这些现象在中医里分别属于心之忧思和肝之郁闷，都能诱导身体产生应激反应。

"林妹妹"就是典型的脾气虚体质。

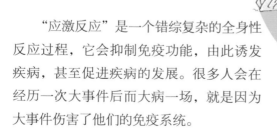

"应激反应"是一个错综复杂的全身性反应过程，它会抑制免疫功能，由此诱发疾病，甚至促进疾病的发展。很多人会在经历一次大事件后而大病一场，就是因为大事件伤害了他们的免疫系统。

原来，这些都是脾虚的信号

脾气受伤后有两种表现，越来越胖或者越来越瘦。如果是思劳伤的脾，脾气虚可能表现为越来越瘦；如果不是因为心情，而是因为懒，因为久坐、不运动导致的伤脾，体内垃圾毒素逐渐堆积，人也就越来越胖，而且是虚胖。

⑥ 方法不靠谱，当然越减越肥

我们总能听到"过劳死"的新闻报道，事实上，"过劳死"在生活中还是比较少见的。过劳引起的更多问题是"过劳肥"，就是越累越胖、越忙越肥，这是很多人的经验。为什么会如此？就是因为过劳伤的首先是脾，脾气虚了，代谢能力下降，能量过多地存留在体内，人就变肥胖了。这种胖子肯定是脂肪多、肌肉少的。"十个胖子九个虚"，这里的"虚"指的就是脾虚。

对此，金元时期的名医李东垣在他的《脾胃论》中早就清楚地提到了："胃中元气盛，则能食而不伤，过时而不饥。脾胃俱旺，则能食而肥；脾胃俱虚，则不能食而瘦。或少食而肥，虽肥而四肢不举，盖脾实而邪气盛也。又有善食而瘦者，胃伏火邪于气分，则能食，脾虚则肌肉削，即食亦也。叔和云：多食亦肌虚，此之谓也。"

这段文字里包含了几种状态和体形：

状态	原因	症状	调养方法
能吃且胖型	饮食过量	胃口特好、胖得比较结实，常见于正处于发育期的年轻朋友	控制食欲，加强运动
少食而肥型	典型的脾气虚	肌肉无力。虽然胖，但不是肌肉多，而是脂肪多	长期服用补中益气丸或参苓白术丸
能吃却瘦型	胃火盛	总是饿，也很容易渴，怎么吃都不胖	补脾

首先是"能吃且胖型"。这种胖很明显是吃出来的，是胖而不是肥，而且常见于年纪轻、正处于发育期、胃口特好的人。他们的胖是比较结实的，主因就是饮食过量。这应该不能算病，只需要控制食欲、加强运动就可以了。

其次是能吃且瘦型，或者是虽然吃得少，人却很胖。这两种情况显然都是病态。

先说"能吃却瘦型"。很多人怎么吃都不胖，通俗地讲，就是吸收功能不好，"酒肉穿肠过"了，这就是脾气虚的问题。我见过一个很秀气的女孩子，特别能吃，而且特别喜欢吃肉，牛排一次能吃两客。但是，到了晚上肯定一次腹泻光，所以她放开了吃也不会有长胖的风险。她身边的女孩子都羡慕她的这个"优点"。

其实，这种"优点"早晚要变成缺点的，因为脾气虚不可能仅仅是因为身体不吸收，肯定还有不能代谢或者代谢能力减弱的问题。只不过前面提到的这个女孩年纪轻，代谢问题因为年轻、生命力旺盛而暂时不明显。到40岁以后，整体的代谢能力下降，脾气虚导致的代谢无能的问题就会加重，那个时候的她，很可能就成了一个大胖子。即便到了那时，她仍旧还会有腹泻的问题。

另外，还有一种是李东垣说的"少食而肥型"，就是我们说的"喝凉水都长肉"的那种人。这是典型的脾气虚，也很可能是那个吃牛排而不胖的女孩子的未来。这种人除了"少食而肥"之外，还有一个特点就是肌肉无力。所谓"肥而四肢不举"，就是虽然胖，但不是肌肉多，而是脂肪多，所以运动起来仍旧无力，他们的脾虚和肥胖都是过劳所致。

这种过劳主要是因为心力交瘁，是思虑过劳。中医五行中，火生土，而火对应的是心，土对应的是脾。心被消耗太过，自然无力生土，脾气随之虚弱。这也是为什么过去的文人、现在的知识分子多给人"手无缚鸡之力"的脾虚印象，他们的脾虚就是因为用脑过度、心思太重导致的劳心所致。

"过劳肥"的人，减肥总是不成功，因为"脾气虚"这个问题根本不可能通过单纯的节食、腹泻来改善。

脾气虚、代谢能力弱，脂肪之类应该消耗出去的"脏东西"就要停在身体里，李东垣称其为"邪气盛"。这种停留在人体内的"脏东西"，中医叫"痰湿"，所以吃得少但也胖的人，一般体内都有痰湿，需要通过补脾祛除痰湿的办法来减肥。

这种脾气虚导致的"过劳肥"，是当今最常见的。在忙碌的情况下，一般人是无暇管住自己的嘴的，抓到什么吃什么，凑合填饱肚子而已，自然不能斟酌饮食的热量，也顾不上节制，这就加重了肥胖的程度。有的人虽然不胖，但体检时却发现得了脂肪肝，大家开玩笑说他仅有的脂肪还长在了肝上。这种情况在经常熬夜、值夜班的人身上更多见。即便他们没有吃夜宵的习惯，即便吃的夜宵的热量很低，但仍旧难免会发胖或者得脂肪肝。

按照中医"子午流注"的理论，是因为他们在肝经值守的"丑时"，也就是夜里的1~3点，没有让肝脏休息，导致了这种代谢紊乱。事实上，这种违背正常作息的生活方式，更是对脾气的消耗。

"过劳肥"的人，减肥总是不成功，因为"脾气虚"这个问题根本不可能通过单纯的节食、腹泻来改善。节食和腹泻甚至还会加重脾气虚的症状，所以他们的减肥总是刚开始有效，很快效果就不明显了，或者体重很容易又反弹回来。毕竟我们要消除脾气虚这一导致过劳肥的根本原因，不是一朝一夕的事儿。

还有一种与前面那个可以大吃牛排，但仍旧很瘦的女孩子不同的人是"能吃且瘦型"，类似于糖尿病、甲状腺功能亢进症（简称"甲亢"），是虚性亢奋的结果，对此，中医归结为"胃火盛"。这种人不仅总是饿，还很容易渴，他们的瘦比起大吃牛排的女孩子来说，要明显地呈现出病态，人会显得很憔悴，皮肤也缺少水分，是需要马上治疗的。

只要你弄清了肥胖最终是不是因为脾气虚引起的，你在减肥的时候，还是可以求助于很多药物的。只是这些药物的说明书上都没有标明"减肥"这个功效，但是它们能从根本上改善脾气虚的症状，减肥就成了这些经典方剂的意外收获了。

比如"补中益气丸"，它是写《脾胃论》的李东垣创制的。这是一种可以长期吃的补脾药，它的减肥效果是随着脾气的强健而实现的，表面上是在减肥，实际上是在修补过劳给身体造成的影响。所以你用"补中益气丸"来减肥的话，肯定不是速效，但一旦起效，就不用担心反弹问题。

补中益气丸

功能主治：补中益气。用于脾胃虚弱、中气下陷所致的体倦乏力、食少腹胀、便溏久泻、肛门下坠
主要成分：黄芪（炙）、甘草（炙）、白术、人参、当归、升麻、柴胡、陈皮

还有就是"参苓白术丸"，它是宋代就有记载的一张名方，作用比"补中益气丸"要和缓，更适合于脾气虚，尤其

功能主治：补脾。用于长年腹泻、大便不成形。因脾气
　　　　　虚而浑身浮肿、虚胖
主要成分：人参、白术、山药、薏苡仁、莲子、扁豆、
　　　　　砂仁、桔梗、茯苓、干草（炙）

是因为脾气虚而浑身有些浮肿、虚胖的人，可以长期服用。

　　另外，适合脾虚人用来减肥，同时还可以使面容、身材变得紧致的方子，当属汉代张仲景始创于《伤寒论》中的"五苓散"了。

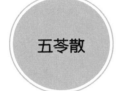

功能主治：化气利水，健脾祛湿。用于膀胱化气不利，
　　　　　水湿内聚引起的小便不利，水肿腹胀，呕逆
　　　　　泄泻，渴不思饮
主要成分：泽泻、猪苓、茯苓、白术、桂枝

⚫ 女人的"游泳圈"是如何炼成的

　　女人的衰老肯定和发胖有关系，一般女性的发胖从 35 岁，甚至更早的时候就开始了，而且是先从肚子开始胖起，一个围在腰间的"游泳圈"会逐渐形成。如果不加以控制，到了 50 岁，这个"圈"就会变成一个"大肚子"，这样的体态使她们明显要比同龄人显老。

　　为什么发胖是先从肚子开始呢？如果用西医的观点来解释，是因为腹部的组织最疏松，脂肪在这里最容易囤积。那为什么肌肉会松弛呢？通俗地讲，就是人老了。不过，用中医的解释更加合理，因为"脾主肌肉"，只要脾气一虚，它所主的肌肉就会变得不紧致。腹部的肌肉不像腿部、胳膊上的肌肉，我们每天都会用到，而每天做腹肌锻炼的人很少，腹部因此是锻炼得最少的部位，所以一旦脾气虚了，人体最先松弛的就是腹部。

我们先看看孩子，越小的孩子，肚子越大，他们的小肚子总是向外膨出的。其实那么小的孩子，腹腔里没什么脂肪可以导致腹部膨出，膨出的其实是腹腔的内脏。

中医讲，"脾为后天之本"，既然是后天的，那孩子在出生之后，他的脾就需要一个逐渐变得强健的过程。孩子的内脏之所以会膨出，是因为他的脾气还没足够强壮，脾气所主的肌肉因此而松弛，才会无力束缚内脏，导致腹部膨成个大肚子。

如果这个孩子还有疳积，他的肚子就会更大，我们甚至可以看到他肚皮上面的青筋。但是除了肚子大，孩子身上却很消瘦，给人"细脖子、大脑壳"的感觉，这是孩子喂养不好时经常出现的问题。那孩子为什么会得疳积呢？这也和孩子的脾气有关。

得了疳积的孩子一般都是面黄肌瘦、毛发焦枯、肚大筋露、胃口很差、大便不成形，多见于 1～5 岁的孩子。起因就是父母不会喂养，或者是因为急性肠道感染转为慢性，变成了慢性腹泻，总之是把本身原本就不强壮的脾气给损伤了，因为脾气虚而疳积严重。疳积越严重，孩子的小肚子就越鼓。因为疳积越严重，能统摄住肌肉的脾气也就越虚。要想让孩子改变"细脖子、大脑壳"的样子，唯一的办法就是健脾。

中医有个针对这种孩子的好方子，也有成药，叫"启脾丸"，里面除了人参、白术、茯苓这三味经典的健脾药外，其余的都是像陈皮、山药、莲子、山楂、麦芽这些药食两用的药物，所以孩子很爱吃，最适合他们长期服用，以强健还很稚嫩的脾气。

我有一个同事，她家孩子从小就特爱感冒，小脸总是黄黄的，头发都打绺，典型的脾气虚。后来她知道了这种药，经常给孩子吃，结果小黄脸吃得红

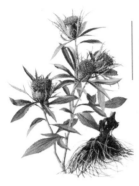

白术为菊科植物白术的根茎，味苦、甘，性温，归脾、胃经，有健脾益气、健胃、燥湿利尿、化痰、止汗等功效。

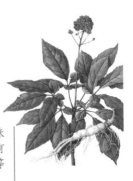

人参为五加科植物人参的根，味甘、微苦，性微温，归脾、肺经，有大补元气、补脾益肺、生津、安神等功效。

陈皮为橘子的干燥成熟果皮，味辛、苦，性温，归脾、肺经，有理气健脾、调中、燥湿、化痰等功效。

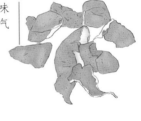

茯苓为多孔菌科真菌茯苓的菌核，味甘、淡，性平，入心、脾、肾经。有渗湿利水、健脾和胃、宁心安神等功效。

扑扑的，她那个小区的家长们都趋之若鹜地找这种药。但是要注意，如果你的孩子总是大便干，使用这味药就要慎重，因为里面有人参、白术这些性质比较温燥的健脾药，有胃火的孩子吃了会上火。

至于成年人，道理也是一样的。中医讲，"人过四十，阳气过半"，意思是人过了 40 岁，阳气就要衰减一半。阳气本身就是火力，就是功能，这就像一辆开了 30 万公里的汽车，功能肯定不如刚买的时候，火力肯定也会递减。这是个趋势，而且这个趋势不是到了 40 岁才突然出现，只是到了 40 岁前后，症状最明显，这个时候也是肚子上的"游泳圈"开始出现的时候。

有人说这是因为生完孩子后，肌肉松弛导致的，的确有这方面的原因。首先，生孩子虽然是人体的自然过程，但也是母体的一次元气损伤。女性生育完之后，脾气确实会有所损减，如果没及时调养好，本身可以束缚住腹腔脏器的肌肉就会变得无力，"游泳圈"就更容易出现了。

但并不是每个处于该年龄段的女性都会长"游泳圈"，比如体质很强壮的，或者原来就是运动员，生了孩子之后没停止锻炼的。你肯定会说她们的肌肉力量强，而肌肉力量强的人，首先肯定不是脾虚的人，肯定不会动不动就觉得疲劳，肯定没有夏天怕热、冬天怕冷的问题，也不会动不动就消化不良。所以，如果你想减掉小肚子、去掉"游泳圈"，不能单纯地去节食减肥，也不能单纯地去练肌肉，而是要兼顾到健脾、补脾。

足三里这个穴位可能大家都知道，它是一个可以帮助你把吃进去的食物转为营养物质，不至于以脂肪的形式停留在体内的穴位，是健脾的要穴。对于因

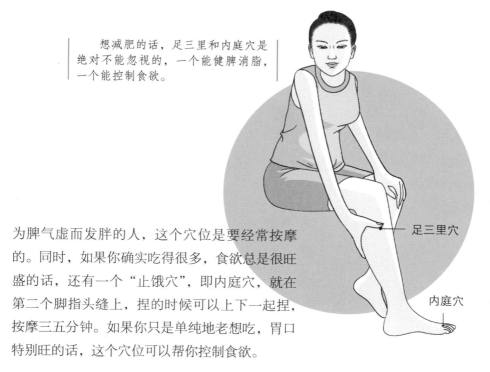

想减肥的话，足三里和内庭穴是绝对不能忽视的，一个能健脾消脂，一个能控制食欲。

足三里穴

内庭穴

为脾气虚而发胖的人，这个穴位是要经常按摩的。同时，如果你确实吃得很多，食欲总是很旺盛的话，还有一个"止饿穴"，即内庭穴，就在第二个脚指头缝上，捏的时候可以上下一起捏，按摩三五分钟。如果你只是单纯地老想吃，胃口特别旺的话，这个穴位可以帮你控制食欲。

　　脾虚的人不仅胖，而且大便不是干、就是稀，别看肚子上的肉厚，但一点儿也不能御寒，稍微着凉可能就腹泻了，这就是典型的脾气虚。对他们来说，揉腹也是一种健脾办法，既能治疗便秘，又能治疗腹泻。脾虚的人，每天晚上都可以按顺时针方向揉 20 分钟。

　　除此之外，你还可以敲打带脉，带脉就在腰带所在的那个位置。人体的各条经络都是纵向的，唯独带脉是横向的，它的作用就是"约束诸脉"，当然也能约束脾经，对健脾有益，所以，敲击带脉等于是在鼓舞脾气。你可以去试一试，这种方法能通便。持之以恒的话，还可以帮助你减肥。

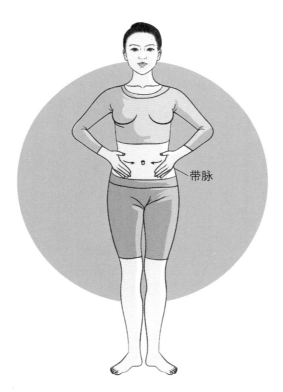

带脉

　　爱长"游泳圈"的女性，平时可以多敲打带脉。

女人变成"黄脸婆"的内幕

中医给五脏赋予了不同的"职称"，其中肾为"先天之本"，脾为"后天之本"，这两个脏腑是我们健康与否的决定性因素。

"先天之本"中有与生俱来的、不能改变的基因问题，比如有的人一辈子都在抽烟，但活到80多岁，也不会得肺癌。有的人虽然不抽烟，生活也特别讲究，不到50岁就发现得肺癌了。从某种意义上来说，这些都是命定的。而中医说的脾气强弱，却是我们自己可以左右的，而且脾气这个"后天之本"也恰恰是中国人最容易出问题的薄弱环节，可以说，健康是"成也脾气，败也脾气"。

先说"成也脾气"。

我们常说一个人只要嘴壮、胃口好，就说明他脾气不虚。这种情况下，即便得了重病，即便上了年纪，他的寿命也有保证。

举个例子，两个人虽然患同样的疾病，但一个能自己吃饭，一个靠输液、打点滴，他们的结局会有天壤之别。能吃饭的，身体肯定恢复得好；靠输液的，即便营养补充得很及时、很全面，但也难逃病情恶化的命运。为什么？胃口好不是单纯地保证了营养的摄入，更重要的是，胃口好是脾气不虚的一个标志！至少说明这个人有不错的抵抗力、不错的脏腑功能。如果失去了这些，即便营养补充得再充分，身体也没有能力吸收营养，所以会最终不治。因为中医里的脾气指的不只是简单的消化系统，还包括了免疫系统、造血系统等，是多系统的一个功能组合。脾气强健，就意味着这些系统都在正常地行使功能，健康自然有了保证。

再说"败也脾气"。

中国人评价一个女人年老色衰时，喜欢用"黄脸婆"做比喻，而女人衰老的典型表现也是从面色变得萎黄、没有光泽开始。那为什么会是"黄脸婆"而不是"白脸婆"呢？这还是和脾气有关。

中医的五行学说将五脏分别对应不同的颜色：脾为黄，肾为黑，心为红，

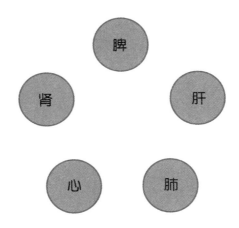

肺为白，肝为青。在面色上，我们最常见的病色是黄色和黑色，但从健康向疾病演变的过程中，黄色是个"分水岭"，黑色往往已经不治。

大家可能看过张艺谋拍的《山楂树之恋》，其中的男主角最后因为血液病病危，躺在床上，气若游丝，面色是那种瘆人的黑，这是很符合医理的。黑色是五色中颜色最深的，中医讲，黑是肾对应的颜色，只有肾虚到极致时，人的面色才会显现出黑色。一旦出现黑色，就像《黄帝内经》评价的一样："五色精微象见矣，其寿不久也。"

有报道说，经常吃泻药，比如大黄、决明子之类的人，其大肠黏膜会变成黑色，这在医学上被称为"黑肠病"，很多人看到这些照片后再也不敢吃泻药了。事实上，任何一个器官，只要你长期、过度地使用，颜色都会加深，肠黏膜变黑就是因为过度排便导致的。再比如皮肤的"过度使用"，就是指每天风吹日晒，总是在户外劳作的人，皮肤肯定比经常待在办公室的人要黯淡、粗糙，这就是过度使用的结果。

从现代医学角度讲，细胞的氧化就是人变老的主因。我们平时削完苹果后没有马上吃掉，苹果就要生"锈"，这就是被氧化了。当人体的任何一个组织器官因为过度使用，比如人为地腹泻，再比如吸烟，过度地用烟碱刺激呼吸道和肺，就会加快细胞的氧化，那里的黏膜、组织的颜色也会随之变深，病变由此而生。其实病变就是细胞氧化产物堆积的结果。

　　和白里透红的健康肤色相比，黄色的面色就是变深了之后的肤色，也就是细胞被氧化的结果，所以中国人形容病态时有很多类似的成语——"面色蜡黄""面如土色""面黄肌瘦"，其中都包含了"黄"。这种比白色深、比黑色浅的颜色，其实是在提示你，身体已经处于消耗状态，如果再过度使用就要变生疾病了。

健康

白里透红

亚健康

面色蜡黄、面如
土色、面黄肌瘦

病态

面色发黑

　　所以，"黄脸婆"的称谓不仅是一种审美警示，更是一种健康提醒。它在提示你，你已经开始脾气虚了，如果不加以控制，很难说不会发展到"黑脸婆"，甚至是肾气虚等更严重的程度。

　　如果你已经出现了"黄脸婆"倾向，可以长期服用的药物有两种：一是"补中益气丸"，一是"人参健脾丸"，药店里都可以买到。"补中益气丸"是直接补脾气的，"人参健脾丸"则是针对因为脾气虚而带来的血虚，因为血虚而导致的失眠、乏力等，这些症状在用脑过度的人身上更常见，所以我一直说它是"脑力劳动者的常用药"。而"补中益气丸"则适合所有"手无缚鸡之力"的瘦弱者，这些人往往很容易疲劳、感冒，生病后容易转成慢性的，比如，女性长期被慢性盆腔炎、附件炎、泌尿系统感染等折磨时，"补中益气丸"就可以长期用。

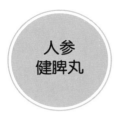

人参健脾丸

功能主治：解肝郁、补脾气。因脾气虚带来的血虚
主要成分：人参、白术（麸炒）、当归、山药、莲子、白
扁豆、草豆蔻、陈皮、青皮、六神曲、谷芽、
山楂、芡实、薏苡仁、甘草、木香、枳壳

千万别动不动就吃消炎药

如果把脾气比喻为人体的"纪检委"，我们身体里的白细胞就是"战士"。气虚的时候，就相当于战士"减员""缴械"。战斗力不强，不能将敌人"全歼"，细菌、病毒就会变成"散兵游勇"，持久地流窜在身体里，这就使疾病由急性转为慢性了。这是气虚的女性最常见的问题，不像壮实的小伙子，起病很急、很重，但是说好了就彻底好了。气虚的女性最常见的问题是慢性盆腔炎、慢性泌尿系统感染，这种长期存在于身体里的慢性感染，其实就是一种慢性消耗，会反过来加重脾气虚的症状。而处于这种恶性循环中的女人，怎么可能不衰老得早？

我有个亲戚，70岁了，身体一直不好，但折磨她最严重的就是泌尿系统感染，带病至少30年了。最开始是因为生活条件差、营养不好，所以病没好彻底。后来她只要一劳累，毛病就犯，春节前打扫房间会犯，去买菜走远了也会犯，平均每个月犯一次。去医院做"尿常规"检查，结果也经常显示是阴性，查不出细菌，但就是感觉难受，尿频、尿痛得厉害。消炎药的剂量越吃越大。

她就是典型的气虚，路不能走远，话不能说多，走远了、说多了，人就累得不行。吃饭也不能吃硬东西，炒菜的油多一点儿也消化不了，经常要在饭后加服一次健胃消食片之类的药物，否则这顿饭就会一直存留在胃里。不仅如此，到了下午，头就昏昏沉沉的，血压总是很低，很明显是气虚导致清气不能上承的结果。

她的泌尿系统感染之所以迁延成慢性，也是因为脾气虚导致的白细胞战斗无力，和细菌的战斗一直拖拉、僵持在那里。但很多女性气虚的原因可能不是泌尿系统感染，而是盆腔炎、附件炎，之前只是因为一次流产后没有充分休息，于是就落下了病根，站久了就腰疼、腰酸，而且成了每次抵抗力变差时的"突破口"，也是身体健康的"软肋"。人只要累了、忙了，都要走这一条"经"，冲破这一薄弱环节。

之所以如此，一方面是先天的体质弱、脾气不足，白细胞不能一个顶一个地发挥战斗力。另一方面就是吃了太多的消炎药，人为地给原本可以"杀敌"的战士"缴了械"。如此这般地重复几次，白细胞的"战斗力"就大打折扣了，人体再次感染时，白细胞就失去了速战速决的能力。

中医对消炎药也做过研究，发现它们虽然是西药，却具备中药里寒凉药的特性。因为它们性质寒凉，所以久用或者过用是会伤气、耗气的。气被伤了，免疫功能也就下降了，白细胞的战斗力就要随之下降，这样的话，不仅炎症消不掉，自己也越来越虚。久而久之，疾病就变成了慢性病。

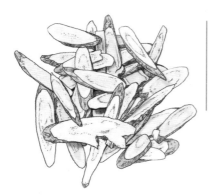

黄芪为豆科草本植物内蒙黄芪、黄芪的根，味甘，性微温，归肺、脾经，有补气升阳，益卫固表，托毒生肌，利水退肿等功效，为补气要药。经过蜜炙的黄芪叫炙黄芪，补气效果比黄芪更好。

金银花为忍冬科木质藤本植物忍冬的花蕾，味甘，性寒，归肺、胃、大肠经，有清热解毒等功效。

所以，中医对这种气虚又有感染的人是区别对待的，有专门的方子进行治疗。中药也有消炎药，比如黄连、金银花、苦参、黄芩之类。但治疗气虚又有感染的人，首要的不是用这些，而是用补气药，而且是补脾气的要药——人参、黄芪，然后才是用消炎的金银花之类。要借人参、黄芪的补益作用"托毒外出"，就是用黄芪给疲惫的白细胞增加能量，使其恢复战斗力之后再去"杀敌"。

这种方子最早用在气虚患者的皮肤感染上，比如疖子，别人的疖子会发炎、红肿热痛，最后"矛盾"激化，出脓之后就痊愈了。但气虚病人的疖子却发不出炎来，更不会红肿热痛，因此也无法激化"矛盾"，一直拖延着，局部皮肤甚至都变得灰冷了，成了典型的慢性感染。用中医的话说，是"毒邪内陷"，这个时候只有用了补气药，比如黄芪，疖子才能先变红，再化脓、破溃后痊愈。

所以，出于爱护脾气，切忌动不动就吃消炎药。如果吃，一定要有的放矢，就是你一定要先发现了炎症才来吃。而提示炎症的指标就是你血液中的白细胞数量升高了，这是最基础的判断指标。去医院采点儿血，化验一下，如果白细胞的数量确实高，就理直气壮地把消炎药吃到底；如果白细胞数量不高，即便你再发热、再难受，这也不是炎症引起的，这个时候你也不要因为恨病吃药。消炎药这种射出去的"箭"是没有"敌人"可杀的，它只能回过头来直接杀伤你体内无辜的白细胞。

即便你确实有炎症，有慢性感染，比如，你的泌尿系统感染、盆腔炎，甚至慢性咽炎、慢性阑尾炎总是复发，你也不要仅仅盯着消炎药了，不妨增加一点儿补脾的中药，比如黄芪。至少在服用消炎药的时候配合点儿，如黄芪15克、大枣5枚、甘草5克，每天煎1剂，早晚各吃1次，你肯定能感到很舒服，炎症也能快一点儿消退，因为黄芪这类补脾气的药，是在帮你提高白细胞的战斗力。

我见过一个歌唱家，因为职业的关系，她每天都会用到嗓子，所以很早就有慢性咽炎。为此她遍寻偏方，但大多都是胖大海、金银花、藏青果之类最常用的治疗咽炎的药物，性质都是苦寒的，这些药物对她始终无效。后来，她找到一位中医，中医发现了一个细节：不管春、夏、秋、冬，只要从舞台上下来，她马上就要把大衣披上，稍微慢一点儿，她就会对助理发脾气。一开始，人们觉得她是因为"腕儿"大、傲慢，后来才知道她是真的很怕冷，演出服的薄纱裙子，她坚持不了多久，加上她的咽炎已经"慢性"了多年。这位中医给她开的治嗓子的药物是肉桂和麦冬，与她以前用的所有药物都不同。

　　肉桂是大热的，我们平时吃的时候都担心上火，偏偏是这味上火药配合滋阴的麦冬，把她的慢性咽炎给治好了。再后来，连能滋阴的麦冬也去掉了，只剩下肉桂泡茶，让她一直很好地保持了嗓音。

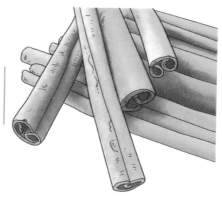

　　肉桂为樟科植物肉桂的干皮或粗枝皮，味辛、甘，性大热，归肾、脾、心、肝经，有补火助阳，散寒止痛，温通经脉等功效。

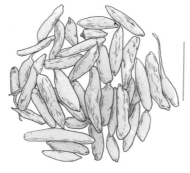

　　麦冬为百合科植物沿阶草或大叶麦冬的须根上的小块根，味甘、微苦，性凉，有滋阴生津、润肺止咳、清心除烦等功效。

　　这个例子说明，慢性疾病往往虚的多，只是这个演员找到中医时，已经从脾气虚发展成了阳虚，所以她才会那么怕冷。对待这样的慢性疾患，一定要注意补脾，用补脾药解决其慢性问题。

既怕冷又怕热就是脾气虚

了解点儿中医的人都知道，中医分阴虚、阳虚。阴虚的人怕热，阳虚的人怕冷，这是判别阴阳体质的关键一点。但是经常有人问："我既怕冷又怕热，冬天一着凉就感冒，夏天稍微热点儿就中暑，我到底是阴虚还是阳虚呢？"

首先，人的体质很少是单一的，很多人是几种体质、几种情形兼有，比如，阴虚的同时兼有气虚，叫"气阴双虚"。这种人有气无力，受风就着凉的同时，手脚心还经常发热，总喜欢把手脚心放在冰凉的地方，即便是冬天晚上睡觉，也喜欢把脚伸在被子外边，这样的人在补气的同时还要兼顾到滋阴。纯粹气虚的人适合通过吃人参来调补，于这种人就不适合。如果要补的话，气阴双补的西洋参更合适。既怕冷又怕热的人中有一部分是寒热错杂、阴阳具虚的。除此以外，还有一种情况，就是脾气虚。

中医讲，肺主皮毛，肺和皮肤有直接的关系。肺气虚的时候，皮肤就会出现不任寒热的问题，可以说是温度调节功能下降了，所以人稍微遇冷、着风就要感冒。这在中医就叫"虚不固表"，就是护卫体表的功能下降了，屏障出了问题，风寒很容易侵袭进来。至于夏天怕热，也是同样的道理。

中医所说的"表气"是人体和外界环境的一个"隔离带""缓冲区"，这些环节出了问题，在天热的时候身体的消耗就要加大，而且消耗的主要是气。所以气虚的人，夏天也很难过，甚至会比其他人更容易中暑，可能站着站着就晕过去了。这种人也可能始终处于血压过低的状况，舒张压（低压）时常是 50 毫米汞柱上下，收缩压（高压）也不超过 100 毫米汞柱。到了夏天，血压随着血管的扩张还要下降，这就使他们在夏天经常处于浑浑噩噩的状态中。因为大脑的供血不够了，这加重了中暑的可能。中暑，就是天气太热、身体的消耗太大，伤津耗气的结果。气虚的人本身功能就不足，能量储备就不够，自然比其他人更禁不起消耗。

因此，气虚的人无论是在入夏之前，还是入秋之前都应该有所调理，都要补气，以修补自身与环境间的"缓冲区""隔离带"，只是两个季节前进补的药物有所不同。

立秋之前，气虚的人要尽快建立"屏障"。老话总说"春捂秋冻"，其中的秋冻，也是通过加减衣服促使身体自己尽快建立御寒屏障。但是气虚人的屏障绝对不是仅靠扛冻的屏障就足够的，他们不禁冻，所以要人为地提前补气来抵御风寒的到来，用的药还是补气的经典方——"玉屏风散"。现在市面上卖的是"玉屏风颗粒""玉屏风口服液"，其中就三味药——黄芪、白术、防风，前两味都是健脾补气的，而防风有祛风的作用。对于气虚且特容易出汗、稍微运动就自汗不断的人，可以在立秋就开始吃。吃到明显感到精神头儿大了，不再有气无力的时候就可以酌减，立春之前就可以彻底停了。

玉屏风散

功能主治：健脾补气。用于气虚且特容易出汗，稍微运
　　　　　动就自汗不断
主要成分：黄芪、白术、防风

进入夏天之前，气虚的人也要补，他们在此时适合吃的是"生脉饮"。夏天天热，是耗散心气的季节，心气耗散的表现就是血压低，清阳不能向上供应，导致了头昏、乏力。

生脉饮

功能主治：益气，敛阴生津。用于气阴两亏，心悸气短，
　　　　　自汗
主要成分：五味子、人参、麦冬

"生脉饮"中也就三味药——人参、麦冬、五味子。人

参是补气要药，麦冬可以补阴，因为夏天也会耗散津液的。至于五味子，味道是酸的，中医认为酸味的药物都有收敛的作用，把它用在夏天，就是为了减少心气的耗散。对此，药王孙思邈早就提倡，在农历的五月，即刚刚入夏的时候开始吃五味子，就是为了防止夏天时心气的耗散。

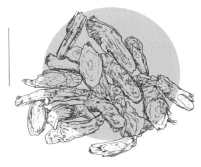

　　防风为伞形科植物防风的根，味辛、甘，性微温，归膀胱、脾、肝经，有祛风解表、胜湿止痛、解痉、止痒等功效。

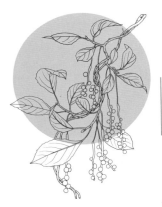

　　五味子为木兰科植物北五味子和南五味子的干燥成熟果实，味酸，性温，归肺、心、肾经，有益气生津、敛肺滋肾、安神等功效。

　　很多人担心"生脉饮"里有人参，喝了会上火，但是，如果你是个典型的气虚病人，就绝对没这个副作用，因为所谓的上火，都是发生在功能强健的时候。中医讲"气有余，便是火"。你本身的功能还不足，哪有"火"可上？反过来，如果你喝了"生脉饮"之后没有上火的问题，这就更证明你是气虚无疑了。

　　像"玉屏风散""生脉饮"这样的补药，作为改善气虚体质的保健药来喝的时候，每天只需吃到治疗量的1/3，早上吃1次就可以，最好空腹吃，效果会更好。如果能坚持吃1个季节，你会明显感到既怕冷又怕热的毛病减轻了。

木瓜能丰胸？那是讹传

中医谈养生的时候会涉及五脏，大家常听到的是"健脾""补肾""疏肝""养心""宣肺"。对女人来说，最关键的就是健脾。脾气不虚，气色就会好，自然没有"黄脸婆"的问题；脾气不虚，脾气所主的肌肉就有力量、有弹性，面容和身体的线条就会很紧致。

说到线条美，女人就会想到丰胸，想到吃木瓜了，饭店里的"木瓜炖雪蛤"都是想要丰胸、美容的女人喜欢点的。雪蛤膏是雌雪蛤的输卵管，如果说它能丰胸的话，可能是因为里面含有一些雌激素。至于说木瓜能丰胸，则完全是讹传，它不含任何刺激乳房发育的物质。那么能刺激乳房发育的食物、药物就可以用来丰胸吗？答案是否定的，因为这种丰胸非常危险！

先不说你吃的雪蛤在炖熟了之后还含有多少雌激素，如果真的有，你就更要小心了，因为雌激素是柄"双刃剑"。对于原本体内雌激素不低的女性，额外的补充是要冒致癌风险的，乳腺癌、子宫内膜癌、卵巢癌等全与雌激素的异常有关。一个女性如果到了该停经的时候还不停经，雌激素仍旧旺盛的话，她就比其他人多了罹患上述三种癌症的风险，而人为地补充雌激素就等于人为地增加这种风险。

> 至于说木瓜能丰胸，则完全是讹传，它不含任何刺激乳房发育的物质。那么能刺激乳房发育的食物、药物就可以用来丰胸吗？答案是否定的，因为这种丰胸非常危险！

从自然的角度看，乳房的丰满与否首先跟遗传有关，其次就是体质。如果你本身就是脾气虚的体质，摄取过多的雌激素只能致癌，却无法改变乳房扁平、下垂的结果。

中国女性的乳房普遍扁平，也

容易下垂，这和中国女性普遍脾气虚有直接关系。因为脾经的循行路径不仅经过面部，还要经过乳房。脾气虚时，它经过的脏腑、组织都要受累，所以，《黄帝内经》说女人在 35 岁之后会"面始焦，发始堕"，这都和 35 岁之后脾气虚有关。女性的乳房在 35 岁的时候会开始下垂也是因为这个原因。所以真正能丰胸、保持乳房丰满的最有效也是最安全的办法是健脾。

脾气虚的女性上了年纪后，还有一个更加尴尬的问题，就是"尿失禁"，憋不住尿。这在生了孩子的女性中非常普遍，典型的表现就是不能大笑，甚至不能咳嗽、不能快跑，一旦大笑或者咳嗽、快跑，小便就要遗漏出来。

我见过一个最严重的患有尿失禁的女人，原来是个教师，四十几岁就提前退休了，当时她没说明理由，只说自己身体不好。退休回家之后，就再没走出过她住的单元，街坊都以为她好静，大门不出二门不迈的。后来才知道，她之所以提前退休，之所以不出门，不是她有多喜静，而是出现了严重的身体问题，就是尿失禁。走几步就要解小便，找不到厕所就只能尿在裤子里，必须不断地换裤子。为了不让自己身上的异味让别人讨厌，她只好做了"宅女"。她的身体很瘦弱，脸色也偏黄，是典型的脾气虚体质，她的这种尿失禁就是脾虚导致的。

从西医角度看，尿失禁是因为女性在怀孕、分娩时，盆底肌肉因为过分牵拉而逐渐失去弹性。随着年龄的增加，雌激素分泌不足后，肌肉的弹性也随之减弱了，于是当你因为打喷嚏、咳嗽、大笑等而腹压增加时，尿液就会不由自主地渗漏。也就是说，尿失禁是因为和排尿相关的肌肉无力所致。这种病，在中国女性中发病率很高，中老年女性中有 30%~70% 的人患有这种病。而在黑人女性中，这种病十分罕见，就是因为人种的差异，其中主要还是因为中国女性多有脾气虚的毛病。

你看那些非洲的运动员，她们因为肌肉有力量，所以身材很紧致、很有弹性，最典型的就是臀部挺翘。尿失禁这种疾病在非洲是很少见的，虽然那里的女性生育数量远在中国女性之上。

针对这种问题，除了从年轻时就开始长期用健脾的药物、食物调养以改善脾气虚的体质外，现在，我们已经有了比较成熟的手术对尿道局部进行处理，通过改变那里的结构来控制排尿。而更加便捷的解决方式就是自己每天做提肛训练，这是中国女人从怀孕开始就该做的功课，坚持下来可以避免或者改善尿失禁的问题。

具体的办法是：持续收缩盆底肌，自己感觉肛门随着收缩被提起，一次提肛 2 ~ 6 秒，然后放松、休息 2 ~ 6 秒，再提肛。如此反复 10 ~ 15 次，每天训练 3 ~ 8 组或者更多，持续一两个月，局部的肌肉状态就可以改变。其实，这个训练不要等到尿失禁出现之后才来进行，如果你的母亲也有类似问题，你从怀孕开始就要做，因为这种病是有遗传性的，或者说，这种肌肉无力是你们家族遗传的脾虚体质，因此要及早进行锻炼。而女人怀孕之后，盆底肌肉就开始被拉伸，胎儿越大，肌肉拉伸得越严重。肌肉就像皮筋，它的弹力是有限度的，长期拉伸就会变得失去弹力。而提肛动作本身是一个人为的肌肉收缩的过程，这就避免了这一块的肌肉因过度拉伸而失去弹性。

至于丰胸，我推荐的丰胸食物肯定是健脾一类的，比如山药、大枣、莲子、南瓜、胡萝卜、小米，它们在改善脾气虚体质的同时，还能减缓乳房的下垂，至少比那些所谓的速效丰胸产品要安全、有效。

"久坐伤肉"，伤的其实是脾

很多人都知道一个古人的经验之谈"久坐伤肉"，这句话其实是出自《黄帝内经·素问》的"宣明五气篇"——"久视伤血，久卧伤气，久坐伤肉，久立伤骨，久行伤筋，是谓五劳所伤。""久坐伤肉"中的"伤肉"，伤的其实就是脾。

因为中医的脾是主肌肉的，久坐，就是缺乏运动，肌肉无力自然会反过来累及脾。在做中药研究时，研究人员需要将实验用的小白鼠模拟出脾气虚的状态。他们采取的方式就是将小白鼠连续悬吊 15 天，使它们长时间处于不运动的失重状态，于是就出现了体重增长缓慢、脾脏和胸腺萎缩、小腿比目鱼肌和腓肠肌萎缩等反应，而这些都是脾气虚时才有的症状。之后，研究人员再给它们喂饲补气的中药，这些反应便有效地纠正了，由此可见，不运动就是导致脾气虚的一个直接因素。

另外，脾又主运化，脾气虚，身体就会运化不好，就带不走水谷精微，吃进去的东西就无法有效地被消化、吸收，这个人就会变得很胖，而且是虚胖。同时湿气重，好东西不吸收，停在身体里就成了"脏东西""废物"，这就是中医说的"湿"。

脾气受伤后有两种表现，越来越胖或者越来越瘦。如果这个人因为思虑过度，起因在于心情，他的脾气虚可能表现为越来越瘦；如果不是因为心情，而是因为懒，因为久坐、不运动导致的伤脾，体内的垃圾、毒素逐渐堆积，人也就越来越胖，而且是虚胖。后者在现在更多见，它的直接后患就是催生糖尿病等富贵病。

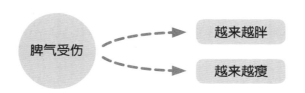

我们知道肥胖者容易罹患糖尿病，而这，也成了很多人减肥的理由。但是，是不是面黄肌瘦的人就安全了呢？并非如此，和肥胖的人一样，肌肉无力，甚至因为长期卧床而肌肉萎缩的瘦人，同样是糖尿病的高发人群。在 1957 年，诺贝尔生理学奖的得主就已经发现了这个道理——85% 以上的糖利用由骨骼肌来承担。如果你的肌肉过少，特别无力，动不动就觉得疲劳，那你的肌肉无法在糖利用的过程中发挥有效作用，血糖就会升高，你同样也会被糖尿病击中。

骨骼肌是人体运动的动力组织，我们身体的每一个活动都是由骨骼肌收缩来完成的，而血液中的糖分是骨骼肌收缩的主要能量来源。所以人得了糖尿病之后，医生首先嘱咐的是要运动，就是通过骨骼肌的运动，将血糖以最快的速度消耗掉，血糖因此会降下去。但是，有的人运动就有效，甚至因此替代了药物，而有的人运动却无效，只能靠不断增加药物量来降糖，原因何在？运动效果好的，肌肉比例肯定大，过去曾经运动过，肌肉曾经发达过；运动效果不好的很可能是那些形销骨立、一直没什么肌肉的人，他们因为消瘦、因为肌肉少，失去了自身调节血糖的能力。

> 任何一种号称能降血糖的食物你千万别信，如果仅仅靠吃了它们，血糖就降了，一定是里面增加了降糖的药物。

医学专家研究证实，98% 以上的糖尿病病人的骨骼肌大都出现了弱化，这也是为什么糖尿病病人往往比一般人要更加体弱乏力。走两步路就气喘吁吁的，正是骨骼肌弱化的表现。当然了，这是得糖尿病的结果。但很多人，特别是年轻时很少运动的女性，她们因为缺少锻炼、因为脾气虚，过早地出现了骨骼肌的弱化，早早就弱不禁风了，于是，她们就多了一份罹患糖尿病的危险。与此同时，在得病之后，她们又会因为没有肌肉，缺少自身血糖的调节能力，而只能求助于降糖药。

所以，对瘦削的女人来说，健脾、补脾气又多了一分价值，那就是对糖尿病的防范。从这个角度说，我倒更同意南瓜、山药可以降血糖的说法，但是你绝对不能等到血糖已经升高，已经转变成糖尿病了，还指望着能用山药和南瓜代替药物把血糖降下去。

说到这儿，我特别想强调一下，很多人都想找到一个能降血糖的食疗方，说实话，这基本上算梦想。因为，任何食物都有热量，只要过食，或者吃了之后不运动，导致这一天进入体内的能量过剩，最终都有可能促使血糖升高。完全没有热量的只有白开水，或者是茶水。也就是说，如果说任何一种食物能降血糖，那一定是你在吃它的时候兼顾到了运动和节食，至少比之前吃得少了、运动多了，血糖自然就降下来了。但这种降血糖的功劳绝对不是食物的，而是你吃少了、动多了的结果。因此，任何一种号称能降血糖的食物你千万别信，如果仅仅靠吃了它们，血糖就降了，一定是里面增加了降糖的药物。最常见的就是苦瓜类制剂，药店里经常当保健品卖，但卫生部门一检查才发现，它们之所以能降血糖，是因为偷偷添加了廉价的降糖药，绝对不是苦瓜的作用。苦瓜对于血糖来说，最多是不会使血糖升高，但仅仅靠吃苦瓜降血糖是绝对不可能的。

再说到南瓜、山药，它们的价值在于能补脾、能长期吃，通过强健脾气而避免形销骨立的脾虚病态，使肌肉适度丰满。即便罹患了糖尿病，你也多一条自身的降糖途径。要想达到这个效果，山药、南瓜、莲子、小米之类能健脾的食物，应该是每天餐桌上的"常客"，非此而不可能起到食补的作用。

女人若阳虚，后果很严重

> 气虚的时候，女人容易变老。但当气虚"升级"成阳虚的状态时，说明衰老基本上已经成了事实。所以女人要想不提前衰老，就要避免进入阳虚的状态。

别让气虚变成阳虚

人变老的一个典型症状是怕冷，这在中医里叫阳虚。有人可能会问了："既然本书的主旨是'脾虚的女人老得快'，怎么又出现了阳虚呢？脾虚、气虚和阳虚哪个问题严重？它们又是什么关系呢？"

我在前面说了，气虚就是功能不足，既然各个器官的功能不足，它们工作起来就要"消极怠工"。懒怠导致的一个直接问题就是不能产生足够的能量了，能量不足的结果就是怕冷，因此，气虚一般发生在阳虚之前。而阳虚经常是气虚加重的后果，我们甚至可以说，气虚的时候，女人容易变老，但当你进入阳虚的状态后，衰老基本上已成事实。所以不想提前衰老，你就要避免进入阳虚状态。而避免阳虚的关键是，在气虚阶段就遏制住身体功能不足、功能下降的趋势。

阳虚

衰老成事实

气虚

此阶段，女人容易
变老，可喝西洋参
水来补气

如果你注意观察就会发现，很多人的体质变化是从气虚容易疲劳，逐渐演变为阳虚怕冷。从对健康伤害的程度来看，疲劳涉及的是肌肉无力，而肌肉是外周性的，一旦到了怕冷的阶段，体温往往就偏低了，这时已经伤及体温中枢了。

物种进化的一个标志是从冷血到恒温，物种的级别越高，体温就越高。而人是最高级的物种，所以体温也进化到了最高。不仅如此，人类的体温中枢可以将我们的体温保持在 36℃~37℃ 的恒温状态，这个特点是人类这种高等生物才具备的本性。

所以，一旦人变得怕冷、体温降低，就意味着好不容易进化好的体温中枢出现问题了，有悖人的生物性了。从进化程序上看，就有了"返祖"的趋势，而"返祖"是人类疾病，特别是致命性疾病的一大特点。死亡本身相对于生来说，也是一种"返祖"。

在癌症检查中，我们常听说的"癌胚抗原"阳性，"幼稚细胞"增加等说法，"胚胎""幼稚"这样的情形都不该在正常成年人身上出现。再比如，人到了老年，会变得和婴幼儿一样，开始小便失禁、流口水、鼻涕邋遢的，好像又活了回去，这些都是"返祖"的现象，是生命耗竭到最后时出现的情况。

体温降低、怕冷同样也是"返祖"的表现，因为阳气是人的生机之本。人出生的时候，阳气是虚弱的，到老了，它又衰退到出生时的虚弱状态，也就是生机不再了。所以人最终死亡的时候，都是阳气耗竭，所谓"人死如灯灭"，阳气就是"生命之灯"。

既然阳虚是气虚的进一步发展，那我们能否遏制住这种"返祖"趋势呢？可以，关键是时间点，不能等到怕冷等一系列阳虚问题已经出现了再下手，而要在气虚时就开始干预。否则，气虚的人无一例外地会进入阳虚行列。

这一点，我自己的感触最深。我父亲几年前得了脑血栓，他生病之前就是典型的气虚体质，他得的脑血栓也不是那种满脸通红、血压高的类型，而是气虚，发病之后人显得很疲惫、很憔悴，脸上的皮肤都紧紧地贴在骨头上，人变得很干瘪。当时去的是一家中医院，那里的医生很有经验，在溶栓的各种西药中，加了"生脉饮"注射液。"生脉饮"是中医补气的经典方，里面的主要药物就是补气的人参。"生脉饮"一加进去，父亲的症状就明显改善了，首先是面容又恢复红润了，最后血栓也没有形成后遗症。后来，他的治疗药物一直是以补气的人参、黄芪为君药。

那次血栓后，有好几次，我父亲又出现了血栓的症状，最先出现的是爱睡觉、没精神。一开始我马上带他去医院打点滴，输入可以扩张血管、抑制血栓的药物，每次打上1周，嗜睡的症状就好转了。后来，我试着用"生脉饮"口服液代替点滴，每到父亲出现爱睡觉、精神不好的症状时，即便还没有其他任何血栓的症状，比如走路、说话不利索等，我就先给他喝"生脉饮"口服液，或者用西洋参泡水当茶喝，而且都是早上空腹吃一支"生脉饮"，或者喝一次西洋参茶，晚上临睡时再重复一次。吃了两三天，嗜睡的现象就消失了，

> 人到了老年，会变得和婴幼儿一样，开始小便失禁、流口水、鼻涕邋遢的，好像又活了回去，这些都是"返祖"的现象，是生命耗竭到最后时出现的情况。

静脉点滴也给省了。我一直把这种效果理解为一个就要形成的血栓被补气药给通开了，血栓没有形成，全身的供血得以保持良好的畅通状态，人体自然也就不可能进入更加严重的阳虚状态。我后来想，如果当初我父亲第一次得脑血栓时，我能及早发现，并且及早给他补气，可能就避免了后来的那次血栓了。

对普通人来说，如果你很早就是那种有气无力，动不动就疲劳的脾气虚体质，我建议你早一点儿服用补气药，甚至可以从 35 岁"阳明脉衰"时就开始服用。比如，最近比较累，说话很多，不妨将每天喝的茶改成西洋参水，每天取 10 克左右泡水喝。西洋参能气阴双补，补气的同时又不至于上火，还能把说话时消耗的气补回来，避免这样长期的积累使你从气虚演变成阳虚。

保温是中国人最重要的养生

只要你看过中医，一定知道十之八九的医生会嘱咐你"别受寒""不要吃寒凉的食物"。寒凉—— 这几乎是中医对待所有疾病的统一禁忌，包括治疗一些热病，即便使用了寒凉的药物，都还要在药方中加几味温性的佐药，绝对没有哪种疾病让你可以放纵地喝冰水、吃冷饮，这为的是保护脾胃之气，不折伤阳气。由此可以看出，中医最重视的就是人体的阳气了！这是生命和死亡的根本区别，也是一个人有没有生机的关键。

《黄帝内经》中说："凡阴阳之要，阳密乃固……阳强不能密，阴气乃绝……阳气者，若天与日，失其所则折寿而不彰。"把人体的阳气比作自然界的太阳，万物生长靠太阳，人的生命靠阳气。明代名医张景岳对此加了个更生动的注解："生杀之道，阴阳而已。阳来则物生，阳去则物死。"也就是说，人体有病，就好比体内是一片阴冷潮湿的地方，只要太阳一出来，一切就好了。

对现代中医临床最具指导价值的，当属汉医学大家张仲景，他的《伤寒论》，其中的很多方子一直沿用至今。张仲景说的"伤寒"并不是我们所说的传染病"肠伤寒"。《伤寒论》也不是讲治疗传染病的，而是用来指导治疗各种杂病的"大内科学"。既然是杂病，病种就很复杂，病性也会不同，却命名为"伤寒"，就是因为张仲景秉承了《黄帝内经》的思想，同样非常重视阳气，保护阳气，避免阳气受伤是他的治病准则。更有趣的是，在对性

> 中医治病也好，养生也罢，归根结底就是在养阳气，养这个人体里的"太阳"。

质不同的各种疾病的治疗中，张仲景用得最多的药物，正是最可以和缓、保护阳气、温阳散寒的生姜。《伤寒论》全书记载有 113 个方子，用生姜的方剂达 50 多方，占全书方剂的一半之多，再次体现了张仲景在治疗过程中对阳气的重视。

人之所以能活着，是因为他的功能正常，功能正常才能保证身体可以获得足够的能量，功能和能量是活人和死人的关键区别。死人也可以五脏俱全，甚至可以捐献器官，但他已经失去功能、没有能量了，"人死如灯灭"形容的就是人在死亡时能量的彻底消亡。

所以，中医治病也好，养生也罢，归根结底就是在养阳气，养这个人体里的"太阳"。只不过是通过不同的方式来养，如药物、食疗、运动，甚至作息时间的调整，但不管用什么手段，都以达到保护阳气为目的。所以，所有深谙中医学精髓的医生都会在治疗过程中强调保温，避免受寒。

我见过一个年轻女孩子得大肠癌的例子。她才 20 多岁，家里人也没有类似的家族史，癌症被发现的时候已经是晚期。医生细究她的生活习惯才知道，她从小就嗜食冷饮，这种习惯已经持续了十几年，几乎到了每天"无冷不欢"的程度。就是这

个习惯让她早早就罹患了癌症，就是冷饮把原本未必强健的阳气活生生地挫败了下去，使她的身体没有足够的能量维持细胞的正常生长，继而转变为癌症细胞。

我在前面强调了，女性养生的关键重在补气。可能很多人会问，你现在又说重在保温了，到底哪个重要？回答是：都重要，关键是看你处在哪个阶段了。气虚是阳虚之先，如果气虚得不到控制，功能不足的问题总是得不到解决，就会往下发展，由气虚变为阳虚。从这个角度看，处在气虚阶段时重在补气，为的是避免气虚变成阳虚。但一旦气虚发展到了阳虚阶段，无论医生建议你选择保温的养生方式，还是选择温热药物、食物的治疗，都是为了扭转阳虚，至此，治疗就显得更为紧迫了，因为阳虚比气虚的问题要严重。

⬤ 寒凉食物与生存之间的能量争夺战

虽然 90% 的中医会嘱咐你"忌寒凉，忌生冷"，但很少有人真的会把这样的医嘱当回事儿。这不仅因为他们无法割舍冰激凌、刺身、生蚝等美味的诱惑，还因为他们想象不出寒凉和生冷到底能带来哪些直接的伤害。那么，我就给你讲一个例子。

国外的科学家用原始森林里的蟒蛇做实验，他们先喂给它一盆生肉，蟒蛇吃了生肉之后，很长时间内都盘踞在原地一动不动。第二次，研究人员将同等重量的生肉煮熟后，再喂给同一条蟒蛇，蟒蛇吃了熟肉之后还像原来一样活动、爬行。研究人员得出的结论是：生肉的消化会消耗巨大的能量，蟒蛇之所以吃完生肉后不动了，就是因为它的身体能量在消化生肉时已经消耗殆尽，它需要安静一会儿，等再次蓄积足够的能量才开始运动。

从这里我们可以得出结论：生肉、凉的，或者说没有煮熟的食物是很难消化的，包括很多人喜欢吃的刺身、生蚝，或者冰激凌。虽然口感很好，但任何食物的消化都离不开酶，而任何一种生物酶都只有在 36℃~37℃ 的体温状态下才能保持它的活性。一块生肉、一杯冰激凌进肚之后，身体先要将它们捂热到和体温相当，然后才可能激活酶的活性。对一个原本就瘦弱、能量不足的女性来说，捂热这杯冰激凌的过程是要耗体力、耗能量的，归根结底就是在消耗脾气，对身体的伤害是无声而肯定的。如果每天你的脾气都要分出一部分去捂热寒冷的食物，久而久之，脾气虚的体质就形成了。很多孩子从小就喜欢吃凉的食物，家长觉得自己的孩子很胖，肯定火力壮，不吃就上火，那这个孩子长大后的结局要么依旧是个胖子，要么就变得很瘦，但无论是胖是瘦，其实内里都是脾虚。不信你可以仔细观察，他的瘦肯定是肌肉不丰满，他的胖也不是那种肌肉型，而是堆积在身体里的无用脂肪。为什么脂肪会堆积在身体里？因为他的脾气被伤了，运化的能力不足了，脂肪代谢不出去。

　　食物放在冰箱里大约是 4℃，与体温相差 30℃ 以上。喝下一杯冷饮后，内脏的温度会随之下降，要恢复原有温度的话，需要动用身体的热量，而这些热量原本可能是用来支付你上楼梯、散步，甚至读书、看报、动脑子用的，现在却要花在捂热一杯冷饮上。久而久之，你用在生活中的能量就变少了，这也就可以解释你为什么比别人容易疲乏，为什么比别人更容易消化不良了。就是因为生冷的食物占用了你可能本来就不充足的能量，这些冷饮使你脾气虚了。

　　小时候我姥姥就告诉我，吃红烧肉或者涮羊肉之后，一定不能吃凉东西，甚至不能"喝"凉风。理由是，冰凉的东西会把之前吃进去的肉"腻住"，容易引起食积。我记得我有个表哥不听话，有一次在姥姥家吃饭，吃完红烧肉之后就吃了一个冻柿子，结果真的像姥姥说的那样，得了急性肠胃炎，一个多星期不能吃东西。那个表哥当时才刚上小学，脾胃还很弱，虽然是烧熟了的红烧肉，但后边吃进的冻柿子还是掠夺了脾胃原本准备消化红烧肉时用的能量，他的胃肠炎就是胃肠因为能量不足而消化停滞的结果。我记得姥姥当时给他吃了"山楂丸"，就是帮助刺激胃肠紧急分泌消化食物时所需的各种消化酶，相当于现在的"胃动力药"，帮助已经没劲的胃肠增强蠕动、消化。

"不好消化"到底会带来除消化系统之外的什么后患？我们不得而知，但是有个事实可以作为反面证据：人类的智力和脑容量成正比，脑容量越高，智力越发达。在进化的过程中，人类的脑容量有个里程碑式的质变、飞跃。什么时候呢？就是人类发明了火，开始用火加工食物，开始吃熟食、热的食物之后，脑容量出现了突飞猛进的增长，人类吃熟食、喝热水省下来的能量用在大脑的发育上了。我们就此可以想象，在"茹毛饮血"的生食阶段，人体消化食物时花费的能量，实际上是在抢夺本该属于大脑的能量，所以那时候的社会处于蛮荒状态。

> 如果你脾气虚，可能睡眠并不少，吃得也不差，但并不足以恢复你的消耗、亏空，你总是处于精力不足的状态。

现在的人即便再吃冷饮也不可能回到茹毛饮血的年代，但是，这种不健康的饮食习惯却可以使人的生活质量因为脾气虚而下降。我们常感叹那些精力旺盛的伟人，每天睡眠很少，吃得也不讲究，但他们的工作效率很高、生活质量很好，为什么？这种人肯定是不脾虚的，能最大限度地使用吃进去的营养，他们的身体也能最大限度地在有限的时间内得到修复。相反，如果你脾气虚，可能睡眠并不少，吃得也不差，但并不足以恢复你的消耗、亏空，你总是处于精力不足的状态。相比那些因为身体好、脾气不虚而占有精英位置的人来说，你的生存无异于是向蛮荒状态的倒退。

如果你遇到了脾胃被油腻、寒凉所伤的状况时，最好的办法就是让脾胃休息。而让脾胃休息的最好食物就是热粥，大米、小米熬的粥都可以，严重虚弱的甚至可以从喝米汤开始。医史上记载过很多被判不治的危重病例，严重到连药都吃不进去，后来遇到名医，就是从米汤开始喂起，一点点地扶养脾气，等待脾气的慢慢恢复，从而最终康复。

这个时候不要再喝放了很多豆类的杂粮粥了，杂粮粥比米粥消化起来还要困难一些。单纯的米粥，消化、吸收起来是最节省能量的，即便是"带病"的脾胃，消化起来也不费力，直到自己感到食欲恢复，再开始逐渐地加量，一直加到正常进食。

> 穿时髦的露脐装、低腰裤，造福的是观众，委屈的却是自己。

保温就是一种排毒

我说"保温就是排毒"，可能很多人觉得这个观点很抽象。在那些讲究排毒的人的印象中，只有通便或者说腹泻，才是排毒的第一，甚至是唯一通路。而且，通便的药肯定不能是热药，因为热药会导致上火，会加重便秘！其实并非如此，你仔细观察就会发现，很多便秘的女孩子平时是很注意的，一般是吃蔬菜，还有的几乎拿水果当饭吃，而且选的都是高纤维的食物，怎么还是便秘呢？原因还是受凉，特别是腹腔受凉了。

我们全身血液的 2/3 是要流经并且停留在腹腔的，因为腹腔的静脉结构很特别，这里的静脉很细，管壁很薄，缺乏弹性，所以血液到了这里就像进入了一片沼泽地，流速自然就要减慢。而恰恰很多女性是很不注意腹腔、盆腔的保温的，比如时髦的露脐装、低腰裤，都是要裸露出腹部这个本身就阳气不足的地带，有点儿"造福观众"、委屈自己的意思。

中医讲，腹为阴，背为阳，下腹又是"阴中之阴"。既然属于阴，就说明这个部位本身是阳气不足的，本身就很怕凉，所以过去中国人有穿兜肚的习惯，就是要护住不能受凉的肚子。腹腔一旦受凉，这里的血液就会遇寒而凝，流速就要变得更加缓慢，而现在的时髦衣服露出的偏偏是人体的薄弱环节。

无论是汗液，还是二便里的废物，都是先要通过相关器官代谢，然后随着血液运行将其排出去。血液循环一旦受阻，器官的功能因为供血不好而受阻在先，作为运输通道的血液，流动变缓在后，包括肠道的蠕动也要变慢，这就是为什么就算你吃了足够的纤维素，只要腹腔处于受寒的状态，你同样也会便秘。确切地说，不是大便太干燥，而是你肠道运输的力气不足、能量不够，这是女性、老年体弱者的便秘主因。他们也经常发现，自己的便秘并不是因为大便有多干燥，而是没力气排便，解一次大便就会吃力得出一头大汗，是典型的肠道蠕动无力。

这一点，我们看看古时中医治便秘的用药就可以理解了。

中医治疗便秘并不完全指望泻药，特别是顽固的、习惯性的便秘，好多时候甚至是要用补药的，比如创制于宋代的"半硫丸"，里面就两味药，一味是半夏，一味是硫黄。

硫黄是味热性很大的药，过去的花匠要想让哪种本不能在冬天开花的植物抢在冬天开花，就在这种植物的根处埋上硫黄，花就会在冬天开放。什么原理呢？就是因为硫黄是热性的，在中医里属于补肾药。对花来说，补肾就等于提

半硫丸	功能主治：温肾通便。用于顽固性、习惯性的便秘 主要成分：半夏、硫黄

前了它们的繁殖期，有点儿催熟的意思。通便药之所以用硫黄，就是因为这种便秘不是因为"上火"，而是因为"无火"，更确切地说是阳气极虚，肠道已经失去了蠕动的能量，用硫黄补充阳气、补充能量，就能达到通便的目的。如果你总是腹腔受寒，其实就等于在伤阳气，久而久之就会产生顽固的便秘，即便不到用硫黄治疗的程度，用一般的通便药也会无济于事。

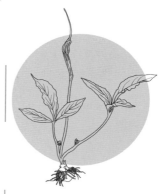

半夏为天南星科多年生草本植物半夏的块茎，味辛，性温，有毒。归脾、胃、肺经，有燥湿化痰、和胃止呕等功效。

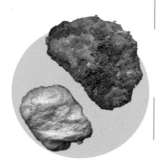

硫黄味酸，性温，有毒，归肾、大肠经，外用有止痒、杀虫、疗疮等功效，内服有补火、助阳、通便等功效。

如果你是个身材比较纤细的女孩子，比别人怕冷，手脚又总是发凉，甚至在夏天也如此，而且还有容易疲劳、便秘、月经前腹痛、站久了腰痛的毛病，那就要考虑是不是因为受寒引起的。这一组症状在西医里称为"盆腔瘀血综合征"，便秘就是这组综合征的症状之一。通俗解释就是，盆腔里的血液流动缓慢，乃至产生瘀血而引起的一组症状。这种病可能很多女性都有，因为妇科的一般检查是无法查出的，既没有妇科慢性炎症，体内也没长东西，所以少有人意识到。这种情况的治疗就是要化瘀，推动盆腔血液的运行，而根本就是从保温开始。

所以，女性要尽可能地避免下肢、腰部受凉。如果你参加社交活动时一定要穿裙子，那至少要穿条可以保温的丝袜，同时在肚脐周围或腰部贴个"暖宝宝"，尽量使要穴不受凉。我的同学在日本行医，他发现，日本女孩子虽然冬天都穿裙子，但她们早就知道在保温上做功课，基本上都要贴个"暖宝宝"类的保温贴，最大限度地保证腰腹不受凉。而且，如果真的在白天受凉了，晚上一定会用热水泡泡脚，用热水袋敷敷腰腹部。泡脚的时候可以在水中加点儿黄酒，不用特别好的酒，就是我们平时做菜时用的黄酒，每次用20~30毫升，增加活血温阳的效果。

还有一种排毒途径就是小便，因为小便是血液代谢之后的废物从尿道排出时的产物，每次小便都是一次最有效的排毒。你可以看看肾衰竭的病人，之所以要做透析，甚至换肾，就是因为他们没有排毒途径了，这种缺失是致命的。一个人如果三天不大便，未必会出现严重问题。但如果一天不小便，就说明这人已经病入膏肓了。从这个角度，我们也可以判断出小便在排毒中的"价值"了。

人只有饮水足够的时候，才可能保证小便的排毒作用。一般情况下，每人每天要喝1500~2000毫升的水才算正常，但很少有人做到，不是因为他们忙得没时间喝水，而是很多人，特别是女性根本不想喝水，或者会觉得喝进去了，水也"汪"在胃里，走路的时候都能听到水声，非常不舒服。导致这种情况的原因很简单，就是身体的热量不足，没有能力蒸发掉水分，水因此潴留在胃里。简单说就是，她们的身体不是缺水，而是缺乏运化水、蒸发水的能量，其中经常受凉对阳气造成的损伤是关键。

这种人最好喝点儿姜茶或者红茶，这两种饮料都是热性的，便于身体的吸收，同时也有补助阳气，帮助水运化、蒸发的作用。这就类似于在一个因为火力不足而水始终不开的水壶下面加了一把柴火。此外，每次喝水的量不要过多，要少量多次，给身体一个吸收的机会。

⚙ 低体温者，要么早衰，要么易患癌症

我记得曾国藩在他的面相书中提到过，一个人走路的时候，如果足跟总是不着地，那这个人就是短寿的。我不知道他的结论从何而来，但我确实是见过两例，都是男性，而且都是走路脚跟不着地，好像是欠着脚跟走路似的。其中一个刚过 50 岁就因病去世了，而且那场病折磨了他很多年，身体就一直不好；另外一个虽然还活着，但和同龄男性相比，身体显得很弱。

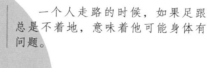

一个人走路的时候，如果足跟总是不着地，意味着他可能身体有问题。

这个现象其实也可以用"返祖"来解释。当一个人走路的时候，脚跟不着地，身体就形成一种前倾的姿势，严重的时候好像要爬着走似的。和人类的直立行走相比，爬行肯定是返祖的，也就是说，他们姿势上的返祖也昭示着身体出了问题。反过来想想也成立，我们形容一个人身体好，很喜欢说"走起路来'噔噔'的"。"噔噔"形容的是脚跟落地的声音，能发出这种声音的，脚跟落地时一定有力、坚定，绝对不可能有前倾或者爬行的状况。

其实，人在临死之前，都会出现返祖的情形，因为返祖归根结底就是，阳气又重新回到初生时最不足的状态。这个时候首先出现的症状就

是低体温。

生物的进化是从低体温向高体温进化的，先是冷血动物，然后是变温动物，之后才是恒温动物，鱼、蛇，到鸟，再到哺乳动物，人类的体温是最高的。从这个角度看，体温高是生物进化的结果。一旦体温降低，从某种意义上说，就等于出现了"返祖"现象，是健康出问题的信号，所以有人提出"温度决定生老病死"，这是有道理的。低体温就是火力不旺、生命力不强的标志。你看蛇，它到冬天要冬眠，而且特别喜欢晒太阳，就是因为它是低体温动物，要借此节约、补充身体的能量。

我认识一个医生，对脉学很有研究。他说，每次他摸过癌症病人的脉之后，心里都不舒服。我问他有什么特别让他不舒服的地方。他说没法清楚表达，只是感觉忒别扭，但在那些让他心里不舒服却又无法表达的特征中，低体温，或者说身体很凉是唯一明确的，这种低体温就是阳气虚、能量不足的典型表现。如果一个人始终处于这种状态，就意味着他要么早衰，要么容易患癌症。

现代实验研究证明：使用物理加热疗法，以43℃的温度直接作用于癌症局部，能迅速杀死癌细胞。这也证明，低体温的身体环境是最适宜癌症生长的，这也是阳虚体质容易患癌症的另一个证据。

使用物理加热疗法，以43℃的温度直接作用于癌症局部，能迅速杀死癌细胞。这也证明，低体温的身体环境是最适宜癌症生长的，这也是阳虚体质容易患癌症的另一个证据。

说到这儿，大家会关心什么样的体质是阳虚体质。最典型的特征就是：这种人会比其他人怕冷，即便是夏天也会手足不温、体温偏低、皮肤的颜色也偏淡，而且容易一着凉就腹泻、舌质淡、舌体胖大或有齿痕，这种人的体质是急需改善的。

中成药中的补肾药都可以改善阳虚体质，比如"金匮肾气

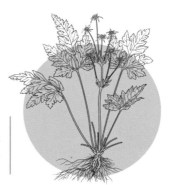

　　黄连（根）为毛茛科植物黄连、三角叶黄连、云连的根茎，味苦，性寒，归心、胃、肝、大肠经，有清热燥湿，泻火解毒等功效。

丸""附子理中丸"等。很多人都以为金匮肾气丸只是给男人吃的，绝对不是，中药是不分男用女用的，只要你的体质病性适合某种药物，治疗起来是"男女平等"的。比如，一个气血虚，正处于慢性肝病或肾病恢复期的男性，绝对可以吃"乌鸡白凤丸"。而一个总是手脚冰凉、特别怕冷的阳虚女，"金匮肾气丸"就是她的首选。每天吃 1 丸，坚持吃 1 个月，怕冷的症状就会明显改善。

　　"金匮肾气丸"里都是温肾的补阳药，所以药性很热，有时候吃了会上火，比如长口疮、鼻子流血、口干咽干等。如果你出现了这些情况，但怕冷的症状还没改善，这时候你就需要继续吃，可以用凉水送服药丸，牵制一下药物的热性。或者用 1 克黄连泡水，送服药丸。黄连有清热的作用，也可以反佐补肾药的热性，便于你将补肾药坚持吃下去。

金匮肾气丸

功能主治：温补肾阳，化气行水。用于肾虚水肿，腰膝酸软，小便不利，畏寒肢冷

主要成分：地黄、山药、山茱萸（酒炙）、茯苓、牡丹皮、泽泻、桂枝、附子（炙）

　　"附子理中丸"也是热性的，但更偏于治疗中焦虚寒。如果你明显地肚子怕冷、一遇冷就腹泻、大便常年不成形、

不敢沾一点儿凉的东西，也不喜欢喝水，中医就认为这是中焦虚寒，或者也会兼具肾阳虚的情况，这个时候，服用"附子理中丸"就更合适。1天吃1丸就可以，坚持吃1个月，你就可以改善虚寒的状况。如果你遇到上火的问题，也可以按照这个方法来对付。

**附子
理中丸**

功能主治：温阳健脾。脾胃虚寒引起的脘腹冷痛，呕吐泄泻，手足不温等病证

主要成分：附子（制）、人参、白术（炒）、干姜、甘草

"阳虚女"就是"癌症女"

和很多肿瘤医生接触，特别是中医，他们私下里都会告诉我一个不太敢打包票的结论：阳虚的人容易得癌症，乳腺癌患者往往是"阳虚女"。

之所以不敢将这个结论公之于众，一方面是因为目前尚没有绝对的证据支持这个观点；另一方面是医生很难和普通人说清楚"阳虚"的意思，怕公布出来有误会。但事实上，癌症病人里阳虚体质的人偏多，或者说得了癌症之后，人变得阳虚了，这已经是业界公认的事实。有个医生告诉我，摸过癌症病人的手就会知道，很多人的手凉得很吓人，外边再怎么温暖，他的手也还那么凉，这种情况最有可能是阳虚。

人的体质有寒、热、虚、实之分，其中寒性体质，也就是阳虚体质，是最需要尽早纠正的，因为有肿瘤专家通过观察1000例肿瘤病人后发现：体质属寒的人得肿瘤者居多。这个观点在中医经典《黄帝内经·灵枢》的"五变篇"中

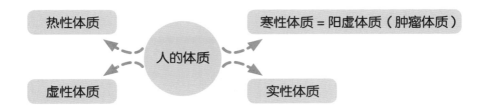

就说过："肠胃恶，恶则邪气留止，积聚乃伤脾胃之间，寒温不次，邪气稍至。蓄积留止，大聚乃起。"

临床上，我们常常见到这样的情况：化疗后和处于肿瘤中晚期的病人总表现为畏寒肢冷、面色㿠白、浮肿、小便清长、大便溏薄、脉沉迟等，这些都是典型的阳虚寒盛的状况。现代有一医家经过对照研究，发现阳虚是导致肺癌之关键，用了温阳的中药后，有效率可以达到 62%，但如果不用温阳药，有效率只有 35%。癌症，就是细胞因为不能正常地成熟而变得毫无节制地泛滥增生。之所以会如此，从生物学的角度说，癌症就是身体的某个部位、某种功能出现了"返祖"现象，一种不该在人类这么高级的生物身上出现的幼稚或者说是原始的现象出现了，这就是癌症的征兆。

我们看癌症诊断时就会发现，比如白血病，医生会让疑似白血病的人做"骨髓穿刺"，根据骨髓中血细胞的情况来诊断。一旦诊断书上写了发现"幼稚细胞"，这个人的病情就不太妙。只有当血液里生癌，也就是得白血病时，血细胞才会变得幼稚，出现"幼稚细胞"。

再比如消化道肿瘤，确诊这些肿瘤时有一个重要指标，叫"癌胚抗原"。一旦这个人的"癌胚抗原"指标很高，医生可以高度怀疑他是不是得了癌症。一般情况下，"癌胚抗原"是由胎儿胃肠道上皮组织、胰和肝细胞所合成，通常只在妊娠前 6 个月内含量增高。婴儿出生后，血清中的"癌胚抗原"含量已很低。也就是说，它在胎儿时期出现才是正常的。如果它在成年人的血液中被发现了，而且异常升高，这个人一般可能被怀疑患有大肠癌、胰腺癌、胃癌、肺癌、乳腺癌、甲状腺髓样癌等。而且这个指标的水平与大肠癌的分期有明确关系，大肠癌越到晚期，它的浓度越高。

从能量的角度来说，是因为能量不足，促进细胞分化的原动力不足以促使这些细胞正常分化、正常地成熟。就像一个营养不良的孩子，他幼小的时候，就因为"没吃没喝"长不大，所以发育畸形了。这种畸形的细胞，就是日后身体里的癌细胞，它们在身体里就要捣乱。而那些属于阳虚体质、能量不足的人，肯定会给细胞发育不良、畸形的可能，所以，他们比其他人更容易罹患癌症。

我们再看看癌症的高发人群，一般都是上了年纪、五六十岁以后的人。因为即便是一个正常人，到了这个年龄也开始进入到阳气不足的阶段。原本身体有足够的能量供给细胞，现在能量不足了，越来越多的细胞停留在原始状态，癌症由此而生。如果你只有三四十岁，但阳气过早地虚衰了，那就同样面临着患癌症的风险，因为你的阳虚意味着你已经未老先衰了。

阳虚和气虚经常会一起出现，但阳虚比气虚要严重，它是功能不足导致最后的能量缺乏了，通俗地讲，是"火力不旺"了。人从年轻到年老的变化，就是火力逐渐减弱、能量逐渐减少的过程，所以"傻小子可以睡凉炕"，因为他们火力壮，而老年人就喜欢晒太阳，他们需要补充额外的能量。自然衰老、逐渐走向死亡的过程，就是阳气逐渐减少的过程，但如果人在不该阳气不足的时候就已经阳气不足了，就会造成两个可能：一个可能是早衰，另一个可能是癌症。

> 人从年轻到年老的变化，就是火力逐渐减弱、能量逐渐减少的过程，所以"傻小子可以睡凉炕"，因为他们火力壮，而老年人就喜欢晒太阳，他们需要补充额外的能量。

在中医理论中，癌症属于阴邪，它是阳气不足、能量不足的结果。而阳气是人体的正气，只要正气不虚，它就可以监视体内出现的"异己"。对那些始终存在于身体中的，却因为不能和身体"和平共处"而聚集成癌症的细胞，茁壮的阳气可以识别它们、杀死它们。如果阳气虚了，就等于一个单位没有"纪检""审计"的部门，小的漏洞就会积蓄成大问题。

🌀 预支能量的日子，你还要过多久

现代人为了减肥、减少热量的摄入，每天吃很少的主食，有的人甚至不吃主食，这在女性群体中很常见，可能一天就以瘦肉、酸奶、水果、蔬菜为生。这些看似很清淡的饮食确实

所吃肉类的最佳配比

比肥甘厚味要好得多，但他们却忽略了伤脾胃的问题。因为饮食中，五谷入脾经，是最可以养脾气的，这是蔬菜、水果绝对不能替代的。

之所以吃瘦肉但不吃主食，这些人的理由是：既然要限制食物的整体热量，那就不如将主食的热量省下来换成肉类，既能解馋，而且肉的营养还比主食要高，因为肉类的蛋白质含量高。

我们先说营养。在现阶段，中国人很少碰到营养缺乏的问题，更不缺少蛋白质，至少拿到我这本书的人，已经无须为保证蛋白质的摄入量而去特意吃肉了，每天 50 克的瘦肉就已经足够。50 克的瘦肉是多少呢？把食指和中指伸出来并在一起，两根手指的体积就是你每天应该吃的熟肉的量。而且最好是其中的红肉，也就是猪、牛、羊肉只占 1/3，剩下的 2/3 最好是鱼肉、鸡肉之类的白肉。这个指标，只要是吃肉的人基本上都做不到，就算把主食全部停掉，你所吃的肉类仍旧会使你每天的热量摄入超标。

更重要的是，粮食的热量只有同等重量肉类的一半。如果说长肉的话，吃肉带来的长肉肯定要比吃主食长肉快得多。不仅如此，消化肉食所需的热量远远高于消化粮食所需的热量。对此，营养学家曾经形象地说，如果靠吃肉而不是靠吃粮食来给身体提供每天必需的能量，就等于把家里的红木家具烧了取暖，首先是造价昂贵，其次是红木的结构太致密、太耐烧，不可能马上转化为热量。这就意味着，靠吃肉提供能量是一件成本很高的事儿，这个成本的消耗主要是

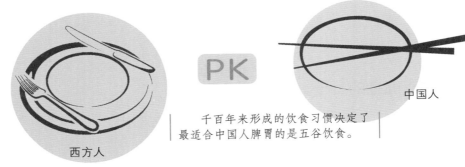

西方人

中国人

PK

千百年来形成的饮食习惯决定了最适合中国人脾胃的是五谷饮食。

脾气的消耗，因为脾气是负责消化和运化的。很多总是食积的孩子，长大后，他们的体质就变成了脾虚体质，原因就在于此，因为他们的脾气总是处于超负荷运转中，自然早早就耗虚了。

西方人吃饭用刀叉，中国人吃饭用筷子。刀叉显然是为吃肉准备的，而筷子更适合夹挑五谷。也就是说，在几千年的饮食习惯中，中国人已经培养出了最适合脾胃的五谷饮食，突然改吃大鱼大肉，带来的不仅是血脂高的问题，更严重的是对脾气的伤害。

近几年来，以前很少在中国出现的胰腺癌、前列腺癌的发生率在不断地提高，这两种癌症以前多发在肉奶消耗量最大的欧美，它的发生和食物中的高蛋白、高脂肪有直接关系。之所以现在的中国人没能幸免，不仅是因为高蛋白、高脂肪饮食带来的血脂和肥胖问题，还因为过食肉奶

者的脾气受伤了。我在前面说了，脾气是人体的"审计署""纪检委"，原本可以靠脾气监视，甚至清除的癌细胞，趁着脾气虚伺机作乱，那些原本可以远离我们的癌症，也就乘虚而入了。

在历代的医书中，常有食五谷"令人不老""好颜色"的记载，这里面暗含着一个被人们忽视或者误会的内容：那时候的食品加工很不发达，人们就是靠简单的人工碾压技术使五谷完成最初级的脱粒、去壳等工序。所以，那时候能"使人好颜色"的五谷肯定不是我们现在吃到的，经过多次深加工的精米、精面，那种粗糙五谷中的蛋白质所占比例，一定低于现在的五谷。也就是说，保证了古人的脾气，令其"好颜色"的，其实不是五谷中的蛋白质，而是那些被我们去除掉的各种纤维素、微量元素、矿物质。或者更确切地说，真正能养人的就是"原装"的五谷本身。这也从另一个角度说明，我们要想维持健康、保证"好颜色"，蛋白质的摄取绝对不是越多越好。

至于水果、蔬菜，它们所含的热量肯定比肉类、奶类低，但它们在对脾气的呵护上远不及粮食，所以《黄帝内经》中说"五果为助""五菜为充"，水果是辅助，蔬菜是补充，总之都不是占主流的，就是因为果蔬性质偏凉的多，用它们做主食也会伤脾。而"五谷"不仅性温，对它们进行消化、吸收的成本也是最低的。我们从现在医生对糖尿病人的嘱咐中就可以看出来：对血糖高的人来说，医生是不建议他们喝白米粥的，因为一碗白米粥的升糖效果和一杯白糖水近似。医生担心糖尿病病人在喝完一碗白米粥之后，血糖的骤然升高会再次伤及胰岛细胞，但这也透露

西方人吃饭用刀叉，中国人吃饭用筷子。刀叉显然是为吃肉准备的，而筷子更适合夹挑五谷。也就是说，在几千年的饮食习惯中，中国人已经培养出了最适合脾胃的五谷饮食，突然改吃大鱼大肉，带来的不仅是血脂高的问题，更严重的是对脾气的伤害。

出一个事实："五谷"是最好吸收的，也是最节约脾气的。

随着现代营养学的普及，人们开始意识到水果的重要性，特别是很多人开始在早餐中加入水果，因为外国人就是这么吃的。如果单纯从营养学角度看，这是合乎科学的，但不能忽视的是，营养学是以西方人的体质为基础而研究出来的，他们身体的能量比中国人充足，自然无须考虑身体对水果的接受度。中国人的脾气特点就注定了，水果、蔬菜等性质偏凉的食物，不仅摄入的量要考虑，时间也需要考虑。而且，早餐的时候吃水果并不是人人皆宜的，特别是原本就脾气虚的人，大清早的，脾气还没有充盛，就要去消化凉性的食物，这对身体来说，显然是额外的负担，未必能被身体有效地吸收。

如果按照子午流注的经脉值守理论，脾经值守是巳时，也就是上午的 9 点到 11 点。这个时辰以后，脾气才渐渐健运起来，所以，吃过午饭再吃水果显然比早上吃要更适合中国人的体质。事实上，很多人早上吃完水果之后并不舒服，觉得胃里凉凉的，那是因为吃进去的"五谷"还不足以补益脾气，脾气就要"预支"掉自己的能量了。

⑥ 没高原反应不一定是好事儿

我见过一个病人，男性，是个典型的白面书生，他从来不抽烟，也很少锻炼。有一次去西藏，大家都担心他挺不住，结果他从西藏安全地回来了。之后，他对自己的身体信心大增，因为他是同行中唯一一个没有什么高原反应的。其他平时生龙活虎的人，要么头疼欲裂，要么吐得直不起腰，有的人甚至必须背上氧气袋才能坚持下来，只有他和在平原时没什么区别。

但是，他的这种状态并没得到医生的认可。他被医生告知，这种"正常"是因为他的心脏功能始终不是很强壮，已经使他在缺氧的环境中习惯了，就算到了氧气稀薄的高原，他对那里的缺氧状态也能耐受。换句话说，他在过去的几十年中，几乎没过过不缺氧的日子。他这才想起以前体检的时候，医生看了他的心肺透视后问他："你是不是很少锻炼？"他当时还不知道医生的这个准确结论是从何而来的。其实，医生就是从他比其他人要小很多的心脏影像中得知的。他的心脏因为缺少锻炼而"肌肉不发达"，心脏比其他人的要小。而他习惯了的缺氧状态其实就是心脏小、心脏功能长期不"称职"的标志。

这种心脏功能生来就不强健的情形，更容易出现在女性身上，特别是比较瘦弱、很安静、少运动的女孩子。她们的很多身体问题都是因为心脏功能的不强壮而出现的，比如手脚冰凉、血压低，或者在夏天猛然站起来，甚至还容易昏倒。

在医学上，有个测试自己心肺功能的"土办法"，就是看看自己能不能一口气爬上 3 层楼。正常情况下，你应该可以不用休息，上到 3 层时也不会喘不过气来。如果你原本有肺病、肺源性心脏病，在最近一段时间里，原本能平稳上去的 3 层，现在需要歇两歇，那就要注意了，可能是心肺功能减弱的信号，需

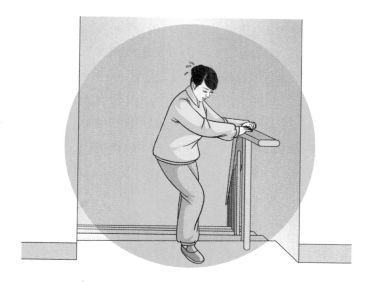

如果你突然之间爬楼梯时感觉喘不过气来，可能是心肺功能减弱的信号。

要到医院进一步做更精确的心肺功能检查。

测试结果是，偏偏有很多年纪轻轻，没有心肺疾患的女孩子出了问题。她们说楼梯爬到一半儿就需要歇一歇，问我是不是自己的心肺功能也出了问题。我的回答是，不是突然出了问题，而是她们的心肺功能因为缺乏运动锻炼，始终是一片没开垦的"处女地"。虽然不像肺心病病人那样因为病情变化需要治疗，但她们的身体能够享受的血液供应，在某种程度上和一个心肺功能低下者已经没什么两样了，包括手脚冰凉、疲劳、精力不足、到了下午就无精打采等，这些都是低质量生活的结果。而且，女孩子最关心的皮肤美容问题，也会因此受到影响，因为血液无力供应的不仅是内脏，还有皮肤，要知道皮肤是人体最大的器官，它的营养需要充足的血液来支持。

想要改善这种心脏无力的状态其实很简单，就是锻炼，使总是安静的心脏激烈地跳起来，使心脏的肌肉得到开发。跳到什么程度呢？你至少要感到身体发热，皮肤有潮湿感、变得红润，这才是血液运行加快、心脏搏动增强、血液中的营养被带到周身的标志。要达到这样的锻炼效果至少是慢跑，心率要在原来的基础上增加30%~50%。也就是说，如果你平时每分钟心跳80次的话，锻炼过程中，甚至在锻炼停止之后的五六分钟里，心跳仍旧要跳100~120次／分钟。如果你从来不锻炼，需要有个循序渐进的过程，可以从每分钟100次逐渐提高到120次，只要你没有先天性心脏病，这样的锻炼强度对一个年轻女孩子来说，完全可以耐受。这样的运动坚持1个月，心肺功能的改善就可以初见端倪，但只要停下来，1个月后，你又会回到原来的状态，所以这样的运动必须坚持。

🌀 更年期前的女性拥有很多"特权"

有的人可能很年轻就已经出现冠状动脉供血不足的症状了，稍做运动后就要犯心绞痛。这些人和那些因为血脂很高、血管严重硬化的男性所患的心绞痛有所不同，后者是因为确实有斑块堵在了冠状动脉，血流不过去，引起心肌缺血而导致的心绞痛。而平时很注意饮食，油腻的、甜的，一切可以导致血脂高、血管硬化的食物都不敢沾的女性，却仍旧没躲过心绞痛的厄运，就是因为阳虚。

人上了年纪，血管难免会有局部的阻塞，但如果换个心脏泵血能力强的，这点堵塞可以通过血流冲过去。但她们本身是"阳虚女"，已经很虚弱的血流冲劲，可能被微小的斑块拦住，导致供血不足，所以她们会比其他人更容易出现心绞痛。

你去问这类人的生活习惯，她们肯定是好静的，喜欢"宅"在家里，很少运动。她们本身就胸阳不足，又没有振奋胸阳的机会，所以很可能和乳腺癌是同一群罹患者。

女人其实是拥有得天独厚的条件的，她们因为有雌激素的保护，血管不会像男性那样因为血脂高而变得狭窄，血管壁也会因为雌激素的存在而推迟硬化，所以她们要比男性罹患冠心病、高血压等致命疾病的概率要小。但是，这个"特权"会止于更年期，一旦月经停止，进入更年期，雌激素分泌减少甚至停止，它就再没能力保护女人了。女人罹患很多疾病的概率就与男性没有差异了，最典型的就是心脑血管疾病。

> 女人其实是拥有得天独厚的条件的，她们因为有雌激素的保护，血管不会像男性那样因为血脂高而变得狭窄，血管壁也会因为雌激素的存在而推迟硬化，所以她们要比男性少罹患冠心病、高血压等致命疾病。

除了心脏的问题，前面说的中风也可能出现，这是脑血管出了问题的表现。只是阳虚女得的中风不同于那些脾气暴躁、身强力壮的男性得的中风，后者的中风往往是因为脑出血，因为血压太高、血管破裂导致的。这些气虚女性的中风，一般都是缺血性的，用西医的话讲就是脑血栓，"缺血性脑中风"，而且这类中风容易出现在夏天。因为天热的时候，血管扩张了，出汗多，血液变得黏稠了，而她们本身就不高的血压再次降低，大脑因为缺血而导致中风。

所以，如果在更年期到来前，你是个心气虚、脾气虚的人，最多就是觉得容易疲劳，话说多了有气无力，人家可以一口气爬上6楼，你上到3楼就开始喘，跑几步就心慌了，这时候你就要意识到，这是心肺功能不足的标志。像西洋参、黄芪这类补气的药物是可以常吃的，西洋参可以泡茶，每天10克。黄芪可以和红枣一起煎汤，黄芪15克，红枣5~6枚，稍微煎一下，便于有效成分的析出，然后一天都喝它泡的水，这样可以助推你的血液，避免它们被微小的阻力挡住。心肺功能不足的问题，你在年轻的时候就应该重视，而不要等到更年期之后才开始注意，那时候就雪上加霜了。

当你已经被冠心病找上门，而你又属于气虚、阳虚体质的人，那你的治疗方式就不能单纯地活血化瘀了，还要增加心脏的泵血能力，才能使血液顺利地通过冠状动脉。如果是用中药调养，你一定要补气，可以用黄芪15克煎汤后泡茶，送服常用的活血化瘀药物，比如送服"丹参滴丸"等。毕竟阳虚人的血栓不是单纯的血液问题，还有血液鼓动无力的问题，而黄芪解决的就是后面的问题。否则即便是血栓被化开了，血还是没劲儿流过去，症状还是得不到改善。

喝点儿水就要解小便是啥问题

经常有女孩子问我，她只要喝点儿水就要小便，而且每次都"不虚此行"，尿量不少，而且小便的颜色很淡，中医形容这种情况是"小便清长"。同时她们还有一个问题，就是怎么喝也觉得渴，这就让她们很矛盾，喝了就尿，不喝又渴。为什么会如此呢？一句话：火力不足，还是阳虚。

虽然人体 70% 都是水，但真能被人体利用的水绝对不是死水，而是必须像云雾一样，是可以蒸化的水。你可以看看自然界，凡是植被茂盛、绿树成荫的地方，水分一定充足。但这种充足绝对不是发了洪水的那种充足，而是湿度很大，水要化成云雾，这样，植被才能茂盛。

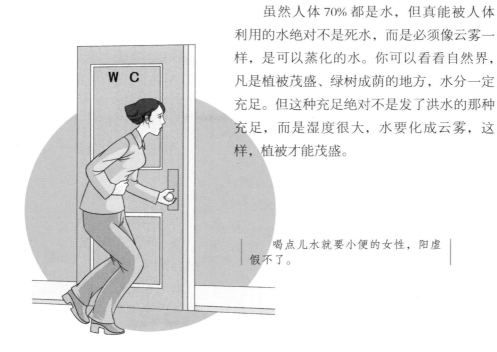

喝点儿水就要小便的女性，阳虚假不了。

人体用水时必须有把水"煮"开的火力，使水变成可以蒸腾的"云雾"，否则就像一口柴锅，里面虽然装满了水，但下面的炉灶里没有柴火。或者虽然有，但火力不旺，半死不活的，那锅里的水就很难蒸腾为水蒸气，化成"云雾"，虽然有水，但是不能为身体所用。很多身体很弱的女孩子就像火力不旺的柴锅，身体里不是没水，有水，但不能为身体所用。

这种人仔细观察一下，你还会发现，她们虽然想喝水，但一般对冰水很抵触，至少想喝温水的时候要比想喝冰水的时候多。为什么？还是因为火力不足，人体本能地寻找温热的东西。

我见过一个病例，是个高热不退的老干部，持续高热在 38℃ 左右，连续数天，人都被折磨得变形了。西医给他用了很多抗生素、退热药，没用。找中医开了很多清热药，但体温就是退不下来。最后，他找到一个名中医，名中医进到他屋子里的时候，老干部正在喝水，他从暖壶里倒出水来直接就喝下去。名医以为暖壶不保温，就过去摸了一下，原来那是一杯开水，病人居然能喝下去！就这一个举动让这个名医为病人的高热定了性——他的高烧不是因为有内热，所以绝对不能用清热去火的药，他能把开水喝下去，这就证明他的高烧是因为内里有大寒。于是，名医将温阳的大热药——附子作为君药开给了病人。当时还有其他医生在场，他们很担心，因为谁都知道，附子是很容易上火的，稍微壮实点儿的人吃了就会鼻子流血、口干舌燥，但恰恰是这个方子让病人的高热退了下去。

这个例子足以说明，一个人内里有寒的时候，他会本能地选择温热的食物、饮料。如果你是个喝了水后很快就要解小便的人，而且还喜欢喝温水，甚至热水，这就说明你的火力已经到了需要振奋的时候。你虽然不至于用附子那么猛的热药，但在饮食中增加温热的食物或者一些比较缓和、温补的药物是必需的。

药店里有种成药大家并不太熟悉，但非常适合气虚、阳虚女性服用的药物，叫"五苓散"，这是医圣张仲景写在他的《伤寒论》中的经典名方，至今已经使

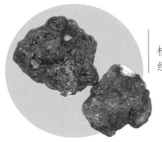

猪苓为多孔菌科真菌猪苓的菌核，味甘、淡，性平，归肾、膀胱经，有利水渗湿等功效。

泽泻为泽泻科草本植物泽泻的干燥块茎，味甘、淡，性寒，归肾、膀胱经。有利水渗湿、泄热降脂等功效。

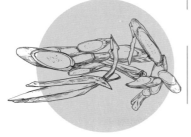

桂枝为樟科植物肉桂的嫩枝，味辛、甘，性温，归膀胱、心、肺经，有散寒解表、温通经脉、通阳化气等功效。

用了1800多年。这个药方的组成很简单，仅有猪苓、泽泻、白术、茯苓、桂枝这五味药，价格也不贵，因为其中没有值钱的药。但是，如果你按中成药上的说明书使用这方药，肯定就埋没了这个经典药方的精华，因为说明书上只写着："用于膀胱气化不利，水湿内聚引起的小便不利，水肿腹胀，呕逆泄泻，渴不思饮。"看上去就是个能治口渴、能利尿的药，似乎和喝水之后就要小便有些矛盾，事实上，机制是一样的。无论是饮水不解口渴，还是饮水后很快排尿，都说明是身体没有利用水的能力，这就是说明书中的"气化不利"。

方子里的桂枝就是温通阳气的，类似于在装了水的锅底加把火，帮助水蒸发起来。茯苓、猪苓、泽泻是利水的，喝了过多又排不出去的水停在体内，是会抑制阳气的升发的。这种人应该有种感受，比如感冒，或者尿路感染的时候，知道多喝水，结果感冒或者感染是好了，胃却喝坏了，总觉得有水汪在那儿，这就是因为过多的水液折伤了阳气，所以温阳和利水兼顾，渴就止住了，小便多也解决了。

我有一个研究《伤寒论》的同学，到非洲去做艾滋病的中药研究，当地缺医少药，去那里的中国医生都得是全科的，什么病都得看。有一天，他们那儿来了个得"尿崩症"的非洲胖女人，每天得去几十次厕所，而且每次小便的量都不少。按照西医学的理论，"尿崩症"是因为大脑的垂体出了问题，治起来是个棘手的事儿。如果是中医，一般都要用酸收的办法止尿了，所以她也吃过用金樱子、覆盆子组成的药，以及"五子衍宗丸"，这些药都是中医用来治遗尿的。"覆盆子"，顾名思义，吃了这味药，尿盆就可以扣过去不用了，但是这个胖女人吃完这些药后都不见效。

| 五子衍宗丸 | 功能主治：益肾填精。用于治疗遗尿 |
| | 主要成分：枸杞子、菟丝子、覆盆子、五味子、车前子 |

患有"尿崩症"人，小便比重要比正常人轻。好像气虚人的出血，血色很淡，这显然都是因为身体虚，得补，所以仅仅用收涩的药显然是不够的。

我这个同学就给这个胖女人开了"五苓散"。旁边的人一看方子就吓一跳：还敢用利尿药？现在都已经一天几十次小便了，吃了猪苓、茯苓、泽泻之类的利尿药，还不得站不起来了？但是，这个病人吃了两天"五苓散"之后，小便就真的少了。再吃，排尿也正常了。众人很惊奇，谁也没想到利尿药居然把尿给止住了！其实原因很简单，这个非洲女人虽然很胖，但体质和那些喝了水就要解小便的中国女孩很像，都是无力蒸化水液。而"五苓散"中的桂枝助燃了她虚弱的阳气，所以那些喝了水就要解小便的女孩子是可以试试"五苓散"的。

第二章
女人·通

"不通"是养生养颜的大忌

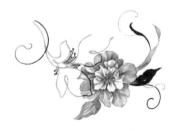

脾虚的女人
老得快

　　"脾气虚的女人老得快"，那是不是意味着女人变老或者健康出问题仅仅是因为虚呢？显然不是，对女人来说，虚的同时还有一个"不通"的问题：或者因为虚而不通，或者因为不通而虚。但不管是因还是果，"不通"都是女性养生的大忌，只有保持一个"通"字，气血才得以运行，脏腑器官的功能才能保持，否则就会出现瘀血或者郁滞，前者是有形的不通，后者是无形的不通，两者都与脾气虚有关。

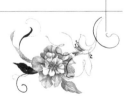

黑眼圈、"湿重"都可能因为"不通"

众所周知，在中医里有"不通则痛""通则不痛"之说，而且"通"和"痛"两个字里面都有个"甬道"的"甬"字，"甬道"的通畅显然是关键。那么，这里的"甬道"是什么呢？一种是有形的，一种是无形的。有形的甬道包括子宫，还包括肠道，也就是要保持月经通、"二便"通；无形的甬道就是中医常说的"气机"运行时的无形之道。

为什么中医总说你"湿重"

很多女人去看中医，都会被告知"湿重"，她们不理解，湿是从何而来的。

湿的存在有三个因素：一是因为吃了过多的油腻物，消化不了，堆积成湿；二是虽然没多吃，但本身消化能力不足，吃一点儿就腻住了，也会成湿；还有就是环境、季节因素的影响，比如，四川多湿，那里的人不吃辣椒就会不舒服。比如，夏天，很多人体内都会有湿，身体会变得很重、很懒。这三种症状归根结底都和脾气有关系，"湿重"是标，"脾气虚"是本。

中医说的脾，是负责运转的，任何代谢产物的排除都要借助脾气的力量。脾气一虚，脏东西就要潴留体内。脏东西是什么呢？可以是多余的脂肪，也可以是异常的分泌物、排泄物。

肥胖的人很容易被中医辨证为湿重，而且他们中有很多人看似壮实，实为虚寒。特别是肚子上脂肪越来越多、游泳圈越来越大的人，更不能忽略他们体质的寒性。你如果去摸这种胖人，他们的皮肤一般都是凉凉的。为什么会这样？就是因为他们的身体自己知道缺少阳气，本能地增多脂肪，以起到保温的作用，把火力隔离在体内，避免体内已经不多的火力再散发出去。就像过去没有冰箱的时候，夏天卖冰棍的人，都会用一条棉被包住冰棍，棉被是防止散热的。胖人身上的脂肪起的也是这个作用，所以也就有"胖人多阳虚，而瘦人多阴虚"的理论，往往是越胖越虚，越虚越胖，形成恶性循环。而胖人的正确减肥方式应该是温化寒湿，"温"是增加代谢脂肪的能力，"寒湿"就是指那些不该积存在体内的脂肪。

再有就是，人上了年纪，总是不知不觉地痰多了，口水也多了，经常是鼻涕邋遢的，再没了年轻时的爽利。即便以前没有咳嗽的毛病，肺也正常，但在早上起来的时候或多或少要咳嗽几声，非把肺里的痰吐出来才舒服，而且痰、鼻涕、口水虽然多，但颜色是都白的，质地都偏稀。这也是火力不够了、脾气虚了，不能蒸化水液，不能将代谢废物排出体外的结果。如果去看中医，医生肯定要开温性药来帮助他们化痰。

我一个同事的孩子，很乖，而且特爱睡觉，这也是被湿邪困住了。这孩子之所以湿重，首先可能是孩子本身先天的脾胃不是很强，后天喂养的时候，家长可能没注意到，伤了他的脾气。脾气有消化食物、吸收营养、排出糟粕的能力，如果这种能力下降了，营养吸收不了的同时，糟粕也排不出去，留在体内就成了湿。带着这些废物，身体自然就觉得疲劳了，所以小小的年纪就容易犯困。

还有一种人，体内有湿是因为肝郁引起的。通俗地讲，他的湿重也是"从气上得的"，比如之前很长时间的心情不畅，肝气郁结了，天长日久就会克伐到脾气。脾气一虚，就给湿邪内停提供了便利。与男性相比，女性是容易出现肝郁问题的。从这个角度上说，她们比男性容易脾虚，也就容易出现湿重的问题，所以总被中医告知"湿重"。

被湿邪击中的典型症状是：身体总觉得疲劳，但这种疲劳不是因为哪里酸痛，如果酸痛的话，可能是你有血虚、血不养筋的问题。比如，很多女孩子会在月经之后觉得膝盖酸、累，好像爬过一座大山似的，那是因为本身就有血虚问题。经期失血之后，血虚更严重，不能荣养筋脉，所以她会觉得膝盖酸。湿重引起的疲劳的症状是身体发沉、发重，头也发蒙，虽然头不疼，但是不清爽；皮肤上会有湿疹，胃口也不好，吃什么都觉得没味道，嘴里发黏。舌头伸出来时，你会发现舌质很胖，颜色偏淡。症状严重的，舌头边上会有齿痕，甚至像孩子的小裙子似的，这叫"裙边舌"，这就是比较严重的脾虚湿困了。

　　鉴于此，要想祛湿，首先得健脾补气，几乎所有健脾补气的药都能间接地祛湿。你还可以到药店里去买中成药，比如"参苓白术丸"，这是补脾气的好药，性质很平和，可以长期吃来缓慢地改善脾虚湿重的体质。在过去的三年困难时期，很多人因为饥饿而全身浮肿、营养不良，这味药就是当时医生开给这些病人的"补品"。因为那时候的人粮食不够，饮食失养而普遍脾虚，里面的人参、白术、茯苓可以健脾，还能利湿。

　　除了用药物调养，健脾是最可以采取食疗办法的，因为很多健脾药都是药食同源的，比如山药、薏米、芡实、白扁豆、荷梗等，与大米加在一起熬粥，是很好的健脾利湿食疗方。其中，山药、芡实、白扁豆、荷梗各10克。薏米可以多放点儿，大概30克就可以，毕竟都是药食同源的材料，所以分量上不用特别精确。

> 要想祛湿，首先得健脾补气，几乎所有健脾补气的药都能间接地祛湿。

　　需要注意的是，白扁豆不是我们做菜时吃的扁豆，而是专门的药用植物，和扁豆的味道差得很远，药店里可以买到；薏米、芡实也可以在药店买到；山药可以用新鲜的，也可以用干的；荷梗是很好的祛湿药，效果比荷叶还要好，放在粥里还能做成"荷叶粥"的效果。

　　将薏米、芡实、白扁豆泡上半天，放在高压锅中，加点儿大米，以保证粥的质感。熬煮到前三味八成熟时，将山药切成小丁，与荷梗一起加进去，至山药绵软就可以喝了。这样的粥一周至少喝 5 次。但脾虚体质的改善不是一朝一夕就能实现的，所以你可以在症状改善后酌减为每周喝两三次，起维持作用。具有这种体质的人，面容和身体是胖胖胀胀的，湿疹也会缠绵不愈，这道粥对改善这种状态都有作用。

乾隆是中国历史上少有的长寿皇帝，活到了 89 岁，他就非常注意养生，特别是晚年，尤其注意养脾气。他自己创造了一种"八珍糕"，其中的成分是：党参、茯苓、陈皮、山药、白术、薏苡仁、芡实、扁豆、莲子、糯米，都有健脾的作用。如果我们现在效仿，可以将上述药材、食材各取 60 克，白糖适量，将上述原料一起研成细粉，和白米粉搅匀后蒸糕，最好加点儿泡打粉，约蒸 20 分钟，切成每块 15 克重即成，每天吃 1~2 块。当初乾隆皇帝就是每天晚饭后，用这个当点心的。这些食材可以用来像蒸发糕一样蒸成糕，也可以打碎之后熬成粥。只要坚持吃，都有很好的健脾作用。

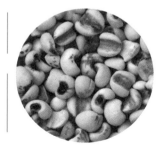

党参为桔梗科植物党参的根，味甘，性平，归脾、肺经，有补中益气、健脾益肺等功效。

薏苡仁为禾本科植物薏苡的成熟种仁，味甘、淡，性微寒，归脾、胃、肺经，有健脾渗湿、除痹止泻等功效。

芡实为睡莲科植物芡的成熟种仁，味甘、涩，性平，归脾、肾经，有补中益气、提神强志、使人耳目聪明等功效。

"宫颈糜烂"没你想象中的可怕

被湿邪击中的女人，可能出现的是妇科问题，所以湿重的女性往往白带偏多。

白带是女性阴道的正常分泌物，是带黏性的白色液体，由前庭大腺、子宫颈腺体、子宫内膜的分泌物和阴道黏膜的渗出液、脱落的阴道上皮细胞混合而成。白带中含有乳酸杆菌、溶菌酶和抗体，所以正常的白带存在可以抑制细菌的生长。一般来说，月经中期的时候，白带会增多，稀薄透明。排卵期后，白带又变黏稠，混浊而量少。在经前及孕期，白带均有所增多。因为白带是要通过子宫排出的，所以子宫的状态也能从白带上反映出来。

> "宫颈糜烂"这个听起来很吓人的名词，其实是命名错误，它实际上是一种正常的慢性子宫颈炎。

严重的比如子宫颈癌，白带很早就会带血，特别是在性交或者用力排便之后，这时常是子宫颈癌的首发症状。但是，这种情况也会出现在子宫颈有慢性炎症时，即我们过去说的"宫颈糜烂"。

需要澄清一下的是，"宫颈糜烂"这个听起来很吓人的名词，其实是命名错误，它实际上是一种正常的慢性子宫颈炎。因为覆盖在子宫颈阴道部表面的鳞状上皮坏死、脱离，柱状上皮开始增生，并向子宫阴道部鳞状上皮的缺损处延伸，覆盖在创面上。由于柱状上皮较薄，黏膜下方充血的毛细血管明显易见，颜色鲜红，所以肉眼看上去好像糜烂了一样。

在美国，"宫颈糜烂"这个名词已经从教科书中删除了。在国内，2008 年出版的《妇产科学》教材上，也取消了"宫颈糜烂"这个病名，以"宫颈柱状上皮异位"生理现象取代。

不管是吓人的"宫颈糜烂"，还是"慢性子宫颈炎"，都会出现白带的问题，一般是白带多、有异味，这与子宫的局部感染有直接关系。如果看中医，他们往往将之归为"湿重"的范畴，但湿重是标，脾气虚是本。脾气虚了，就给寒湿的入侵提供了可能，身体又无力祛湿，日久就成了"湿重"。

我们知道，炎症的"炎"字是两个"火"字，而炎症的表现往往是红、肿、热、痛，和自然界中的火的特点很近似。所以中医里说的"火症"，或者我们平时说的"上火"，症状和西医说的炎症很近似。但要注意的是，那是指急性炎症，急性炎症一般具有突然发生、来势汹汹的特点，但经过正确的处理也会"去也匆匆"。凡是这样的炎症才属于"上火"范畴，比如，夏天的时候，因为清洁问题，女孩子出现白带颜色很黄、阴道瘙痒的问题，这一般是急性感染，局部上药或者用消炎药、中药里的清热药就可以解决。

但更常见的是慢性的炎症，白带多、腰部坠痛，平时再怎么注意卫生也不能改变症状，这就不属于上火症状了，它的根本问题是——脾虚暴露了出来。我在前面说过，气虚的人得了病之后，疾病很容易转为慢性。这种白带多，而且颜色淡、质地清稀的湿，就属于"寒湿"，是虚性的。腰部的重坠显然是因为脾气虚了，不能升举。形象地说，就是不能托住内脏，所以总觉得有下坠感。

按理说，平时很注意清洁了，为什么还是被感染了？为什么细菌感染后久久不能痊愈？这都是因为你的免疫力不够，细菌很难被彻底清除，或者对别人来说不致病的细菌，对你却足以致病。我们以前说过，脾气决定你的免疫力，所以这种人要用中医治疗的话，祛湿的同时一定要健脾，帮助身体抵御感染。

清代名医傅青主有个方子叫"完带汤"，就是针对女性白带问题而设的。这方药适应的症状是：白带量多、清稀如涕、身体倦怠、便溏肢肿、舌淡、苔白腻等。

傅青主认为，白带多是因脾虚湿盛所致，所以方子大补脾胃之气，使"脾气健而湿气消，自无白带之患矣"。原方的药物和剂量是：白术、山药各30克，人参6克，白芍15克，车前子、苍术各9克，甘草3克，陈皮、黑芥穗、柴胡各2克。人参、白术、山药都是补脾的；山药还能补肾，固带脉；苍术燥湿；车前子利尿，能令湿从小便而利。傅青主说它是"寓补于散之中，寄消于升之内"。

很可惜，这种药现在没有买了就能吃的中成药，只能通过几味中成药的搭配达到"完带汤"的效果，一味是"参苓白术丸"，一味是"二妙丸"。"参苓白术丸"的作用类似"完带汤"中针对脾虚的那部分效果，起的是扶住正气、增加免疫力的作用。而"二妙丸"里只有苍术、黄柏两味药，苍术是燥湿的。女性白带多、男性阴囊瘙痒之类事关隐私部位的问题一般都需要用到它。隐私部位的潮湿，跟容易被湿邪击中有直接关系。黄柏是清热兼利湿的，即便是慢性子宫颈炎，也会合并一点儿急性感染。在大剂量的补脾药中用点儿性质寒凉的黄柏，一是避免了补药的上火，同时也把合并的感染控制住了。

苍术为菊科植物茅苍术和北苍术的根茎，味辛、苦，性温，归脾、胃经，有燥湿健脾，祛风散寒，明目等功效。

黄柏为芸香科植物关黄柏或黄皮树的树皮，味苦，性寒，归肾、膀胱、大肠经，有清热燥湿、泻火解毒、除骨蒸清虚热等功效。

另外，你可以用"参苓白术丸"配合"二妙丸"同时服用，每天2次。如果白带的颜色不再发黄，"二妙丸"就可以停了，毕竟是清热药，不能久服的。"参苓白术丸"多吃几天没关系，特别是很容易白带清稀、量多的人，这味药可以帮你祛除体内的湿气。

二妙丸

功能主治：清热燥湿。用于因湿热引起的男性阴囊湿疹、瘙痒，女性白带黄、臭，泌尿系统感染

主要成分：苍术、黄柏

切子宫，切掉了她的一条生路

我见过一个病人，她在 45 岁的时候不断地出现异常出血，就是不在月经期间的阴道出血。45 岁是妇科癌症的高发期，每次异常出血，她都被吓得半死，担心自己患了子宫癌。她和医生是朋友，就和医生商量，干脆把子宫切除了吧，反正孩子已经长大了，她也不可能再怀孕生育。而且子宫又不是内分泌器官，就是个容留胎儿的"容器"，留着没什么用，切了也不影响生活，从此再无后顾之忧。

于是，医生在给她做最后一次刮宫检查时，就按照她的意思做了。虽然事后发现，她的异常出血不是因为子宫内膜的问题，也不是因为癌症，但还是切掉了这个已经完成了历史使命，却又总是"肇事"的器官。从此，她再也不用为异常出血之类的麻烦事儿闹心了。

但问题很快就来了。手术出院后不久，她全身的皮肤突然开始长疙瘩，找遍了西医也查不出缘由。最后找到中医看，被诊断是"痰瘀阻滞"。因为她除了身上的疙瘩外，舌头的颜色很暗，甚至有瘀斑，这个瘀斑可能和她之前的手术有关，另一个问题就是她体内确实有需要排出的瘀血。

中医所说的"痰"，既包括呼吸系统里排出的痰，也包括身体其他部位的代谢废物。至于瘀，则是不应该停留在体内，应该及时排出的废血。"痰"和"瘀"都需要通过一定的途径尽快地排出。如果是女性出现这个问题，最常用的，也是最有效的办法就是通过调经来化瘀、"排污"。一般情况下，用点儿活血化瘀的药，月经就正常了，身体的很多问题也都迎刃而解了。

从某种意义上说，月经是上天赋予女性的一种自救途径，赋予医生的一条女性专用治疗途径。很可惜，这个病人切除了子宫，调经药无用武之地，再高的医术面对一条死胡同也回天乏术了。于是，她全身皮肤的疙瘩成了一个棘手的问题。

🌀 黑眼圈是甬道不通的信号

从上一节所举的那个例子中，我们可以看出，月经这条甬道对女性的重要性。即便你已经不想再要孩子，即便你过了生育年龄，即便子宫不像卵巢，不是一个可以影响你体内激素水平的内分泌器官，但它却是女性保持健康的一个甬道。像这样切除子宫的人在生活中占少数，不过很多人虽然没切子宫，对月经的重视却远远不够，她们的很多问题也是因为这个甬道的不通而产生的。

子宫这条甬道不通，首先是因为瘀血，而子宫有瘀血的女性是可以从脸面上看出来的，她们大多有黑眼圈。

人失眠之后眼圈会发黑，但只要睡眠补上了，黑眼圈就消失了。而子宫有瘀血的女性，其黑眼圈是始终存在的，与睡眠的好坏无关。这就牵扯到血液循环的问题了，黑眼圈是眼周静脉的瘀血透过皮肤显现出来的，消除起来没那么容易。

女性子宫瘀血的原因之一就是有外伤，也就是做过手术，可能是因为切除肌瘤，也可能是做过流产手术。即便这个流产手术不是通过动刀完成的，而是通过吃药，做的是"药物流产"。但无论哪种，都会对子宫造成损伤，这样的手术做得多了，子宫就要处于瘀血状态，黑眼圈就会因此出现。

> 子宫这条甬道不通，首先是因为瘀血，而子宫有瘀血的女性是可以从脸面上看出来的，她们大多有黑眼圈。

没做过子宫手术的女性，你自己观察一下也会发现：只要处于月经期，眼圈也会比非月经期要黑。因为月经期的子宫就处于瘀血状态，虽然是自然的，但也非同寻常，也会导致眼圈发黑。张仲景在《金匮要略》中就说过"内有干血，肌肤甲错，两目黯黑"。

中医将人的体质分为几种，其中有一种是瘀血体质。这种人比其他人更容易出现黑眼圈，而且往往偏瘦，肤色、嘴唇、舌质的颜色也偏暗，舌头上甚至有瘀斑。肤色不仅暗，而且显得比较粗糙、干枯，中医形容这种症状是"肌肤甲错"，意思是说，皮肤像动物的鳞甲一样粗糙。之所以会形成这样的体质，一是因为多年的情绪抑郁；二是因为久居寒冷地区。而前者是气的郁结导致血瘀，后者是寒凝导致的血瘀；还有一种就是手术给血液循环带来的破坏。

瘀血的时间久了，甬道被阻塞，气血不能运行，就要形成虚，这是因瘀致虚；相反，如果你本身就是气虚，稍微有点儿阻碍，气血就过不去，瘀血就很容易形成，所以气虚的人往往多瘀，这是因虚至瘀。无论你是哪种情况，化瘀都离不开补气，要是气足了，足以冲破瘀的阻滞。

明白了这个道理，你就会知道，消除黑眼圈显然不能指望任何高档眼霜了，而是要从内里治疗开始，也就是要化瘀甚至补气。

谈到女性的补养，现在的女人都喜欢用乌鸡滋养，觉得它很养女人。事实上，乌鸡的这个"名声"是来自于"乌鸡白凤丸"的。"乌鸡白凤丸"确实是妇科一宝，因为它能调养虚损导致的各种妇科问题。但乌鸡只是这个药的最后一味，这说明乌鸡只对这个药的药效做了很小的贡献，所以你指望仅仅吃乌鸡就把问题解决，那是不可能的。但用当归、三七和乌鸡一起炖，倒是很好的补血、活血，甚至是化瘀的食疗方。

三七为五加科植物三七的根，味甘、微苦，性温，归肝、胃经，有止血、散血、定痛等功效。

当归为伞形科植物当归的干燥根，味甘、辛，性温，归肝、心、脾经，有补血、活血、调经止痛等功效。

乌鸡 1 只（约 750 克），当归 15 克，三七 5 克，生姜 3 片。首先把当归和三七洗净，然后把乌鸡装进一个合适的容器里，再把洗好的当归、三七、生姜一起码放在乌鸡上。接下来加入适量的盐，再倒入清水，一定要淹过乌鸡，然后盖上盖。等把锅烧开之后，上锅隔水蒸，大火蒸至鸡肉烂熟之后就可以食用了。

之所以用到三七，因为它是味能活血还能补气的药。气补上去了，血的推动就有力了，也就减少了瘀血的停留，所以三七是瘀血体质女人可以常用的药物。这种瘀血的人，除了年轻时会有黑眼圈的问题，上了年纪之后，特别是更年期之后，还容易出现冠心病、心绞痛的问题。经常服用三七对瘀血导致的疾病会起到预防的效果。但是，三七性质比较燥，如果你体内有瘀血，人还比较瘦，平时总是口干舌燥的，食用这道汤就要慎重。或者你可以加沙参 10 克、麦冬 10 克，通过增加补阴的效果来中和三七的燥性。

> 沙参有南沙参、北沙参两类，南沙参为桔梗科植物轮叶沙参、杏叶沙参、阔叶沙参的根，北沙参为伞形科植物珊瑚菜的根，味甘，性微寒，归肺、胃经，有养阴清肺、益胃生津等功效。

黑眼圈重的女性，其月经一般都有问题，比如说时间总是推后，而且颜色很黑，量也很少，来月经之前还有腹痛的症状，这些都是瘀血的表现。这类女性可以在每次来月经前一个星期开始吃"益母草膏"或者"大黄䗪虫丸"来提前化瘀。

这两种药相比来说，"益母草膏"的药性更加平和一些，每次来月经前都可以吃，一直吃到月经来时的腹痛减轻，经血的颜色也没那么黑了为止。而"大黄䗪虫丸"的作用就更明显一些了，里面有攻下和破血的药物，比如大黄、土鳖虫等，所以它更适合月经颜色黑、量少，少到几乎停经的程度，人也黑瘦黑瘦的，瘀血比较严重的人服用。这两种化瘀药针对的都是瘀血已经形成的情况。如果你总是气虚，瘀血总是处于形成边缘的情形的话，就不要等到瘀血形成再来化瘀了。除了提前避免引起瘀血的诸多伤害外，你还要坚持补气，使脾气不虚，即便有点儿瘀血或者血流不畅，充足的脾气也可以化解它，比如在服用"益母草膏"时，用黄芪15克煮水送服。黄芪的性质温和，也满足了"血温则行"的特性。

要注意的是，一旦停经，依靠中药调理的效果不好时，你还需要到医院去检查停经的原因，根据原因用中西药配合及时纠正，总之要尽快改善。因为任何事物都有用进废退的特点，如果你的月经总不来，子宫（内膜）这块地总没有人耕种，它就会变薄甚至萎缩，那时候，你再想纠正就难了。

⚫ 痛经的肇事者都有哪些

痛经是常见的妇科问题，虽然常见，但严重的会痛得大汗淋漓、面色苍白，痛得哭甚至痛晕的都有。为此，很多女性每个月都得为此请假休息几天。这种情况如果发生在青春期，年轻女孩子来初潮不久就出现了，或者说从来月经时就开始的痛经，一般属正常，主要是因为子宫发育不良、宫颈口或子宫颈管狭窄、子宫过度屈曲，使经血流出不畅，造成经血滞留，刺激子宫收缩引起疼痛。一句话，就是身体的器官还没完全长好，没发育成熟，这种属于"原发性痛经"，大多数人的痛经在生育之后能缓解。

很多女孩子之所以痛经，和她们先天纤弱的体质有关。这些女孩子一般都偏瘦弱，怕冷，手脚总是凉凉的，月经的时间总是后错，颜色也是偏黑的。舌头的颜色往往很暗，严重的还会有瘀斑。通俗地讲，这种瘀血是因为火力

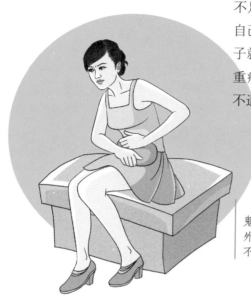

不足、寒凝导致的。别人受寒之后可以通过自己的热量化解、驱散，而火力不足的女孩子就会将寒气蓄积在体内，日久天长就会加重痛经，因为血遇寒之后更要瘀滞、不通，不通则痛了。

痛经是多数女人都在面临的"魔鬼"，除了从来月经时就开始的痛经外，很大一部分人的痛经是因为火力不足、寒凝而导致的。

对付这种痛经，首先要保温，特别是做好腹腔、盆腔的保温，因为这里的血流量很大，占全身血流的2/3。而且因为这里有静脉机构的关系，血液流到这里时，速度都要变缓。如果你再受寒，特别是腰腹部受寒，血流就更慢了，就会造成"不通则痛"的事实。而现在的露脐装、低腰裤都是这类问题的"肇事者"。

除了保温，你还要在经期之外做功课，提前祛寒，比如说在月经来之前的一个星期，每天临睡前给自己做做艾灸。

艾灸是中医传统的治疗手段，最适合体质虚寒的人，特别是女性。将一片生姜放在肚脐之下三寸的地方，注意，这个三寸是用你自己的手量出来的。手指并拢，四指合在一起的宽度就是三寸，这就是你自己的三寸，每个人的三寸是不一样的。

肚脐下三寸就是中医里的气海穴，这个穴位一般在提升阳气、温里散寒时用。从药店买来艾条，每次捏一小撮，捏成一个小三角形，放在姜片上后点燃。

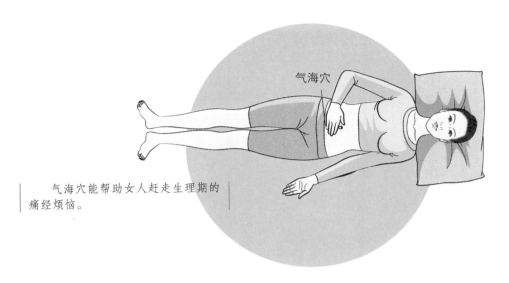

气海穴能帮助女人赶走生理期的痛经烦恼。

燃烧完就叫一壮，每天可以灸三五壮。艾绒燃烧的热力会透过姜片渗透到穴位，你会感到温热逐渐渗进腹中。如此每天坚持，到了再来月经时，疼痛会明显好转。

在艾灸的这几天，你还可以配合着吃一些中成药，比如"艾附暖宫丸"，最适合寒气很重、月经来的时候肚子冷痛的人吃。这种中成药包括了几味性质很热的药物，所以，有的人吃了会上火，比如口生疮、鼻子发干，你如果遇到这种问题，可以用凉水送服。或者还可以喝点儿苦丁茶，稍微反佐一下，便于把药物按量服下去。毕竟体质本身是虚寒的，调养的时候，我们还是要照顾主要矛盾，散寒是要打持久战的。

还有一种能散寒止痛的药是"少腹逐瘀胶囊"，是清代名医王清任创制的，化瘀作用很强。如果你要吃这种药，一定要确认自己的痛经毛病是不是因为瘀血导致的，最简单的确认办法就是看舌头，舌质暗是重要的血瘀症状。

另外，还有两种药可以用来缓解痛经症状——"桂枝茯苓丸"和"失笑散"，这两种药的热性没那么强，主要是用来活血化瘀的。"失笑散"之所以叫"失笑"，就是因为药物见效快，药一吃下去，疼痛就减轻了，笑容就出来了。如果你在吃了"艾附暖宫丸"之后，上火实在太严重，可以改为服用这两种药。但艾灸治疗还是要跟上，而且最好每天晚上用热水泡泡脚，每次泡上10分钟，将脚底的寒气驱散出去。

不疲劳的生活

我曾经写过一本《不疲劳的生活》，当时之所以写那本书，就是因为身边有太多在抱怨疲劳的人。他们对我说，为了解决疲劳的问题，他们经常找补品吃。如果是女性，一般会吃阿胶、海参，甚至冬虫夏草，但没觉得疲劳有所缓解。因此，常有人问我，是补的力量不够吗？

是不是因为补的力量不够，首先要看看你的疲劳是不是因为虚引起的，你是不是应该补。

怎么知道呢？最简单的办法就是看舌苔。

舌苔就是舌头上附着的一层类似苔藓的东西，正常情况下，舌苔应该是薄白的，不能厚，不能腻，但也不能没有。没有舌苔，可以直接看到光光的舌面，而且舌面还偏红，甚至有裂痕，往往都是阴虚了。要么是刚刚高热过后，要么是正处于重病之后的恢复期，是胃阴受伤的标志。这时候，这个人的胃口不会好，肯定什么都不想吃。一旦他的舌头上长了一层薄薄的舌苔，胃口就会逐渐好转，用中医的话说，这就是有胃气、有消化能力了。但如果舌苔很厚、很腻，就说明你的消化系统里，甚至是身体里有没排出去的"脏东西"，中医将腻苔视为体内有湿的标志。一旦湿把甬道堵塞了，身体的功能不能正常发挥，人就会觉得疲劳，这种人自然不能补。相反，他们必须用通法，让湿邪排出的道路畅通了，即便不用补药，人也会有精神了。

　　我的同事有个女儿，才三四岁，这么大的孩子一般都静不下来，让他们睡个午觉可困难了。但这个女孩却恰恰相反，特爱睡觉，就算不睡觉的时候，也总是安静地待着，很乖，好像没力气折腾似的。这个孩子除了从小胃口就不好外，并没有其他疾病。那是什么原因让她这么消停、爱睡觉呢？其实也是湿，孩子虽然小，但舌苔总是很厚、很腻，这就证明孩子的乖、爱睡觉其实都是被湿邪困住了的标志。

　　之所以把它叫作"湿"，是因为中医发现这种病状和湿的特性很像，这是中医"取类比象"的特点。比如，人脸上长痘痘，而且痘痘红肿热痛的时候，西医就会说是发炎了，而中医会说是上火。之所以说是火，是因为红肿热痛正好是自然界火的特性。有湿的时候，身体就像被湿缠住了一样，很沉、很重，人很懒，头也是蒙蒙的，虽然不会感觉头疼，但是头脑不清醒，而且这种病状还很难消除。这也和湿的特性很像，湿的东西都是黏滞的，粘在那里不容易去掉。

　　王绵之教授是著名的中医，现在很多孩子在吃的"王氏保赤丸"就是他家的祖传方剂。他开这类补药之后，总会问第一次复诊的病人"胃口怎么样"。如果病人说"胃口好"，说明补药没开过量；如果病人说"胃口不好了"，就说明脾胃消化不了这么多的补药，药要马上减量或者停用。如果你本身体内就有湿，舌苔很厚、很腻，还吃了阿胶这类补品，疲劳肯定不会减轻，不仅如此，你的祛湿之路还会变得更长，治疗起来就复杂了。

　　所以，你在进补之前一定要看舌苔，舌苔腻的时候先要"清扫内环境"，最简单的办法是到药房买"二陈丸"。这种药很简单，里面就半夏、陈皮、茯苓、甘草四味药，却是很好的身体"清道夫"，能有效祛湿。一般情况下，吃两三天，舌苔的厚腻就会减轻，甚至恢复到正常薄白苔，这个时候再考虑吃阿胶之类的补药。有的人一旦舌苔变得干净了，就会觉得体力也好了很多，身体轻快了，还没吃补药就有了进补的效果，其实就是因为阻碍你气力的湿邪祛除了，身体恢复到了自然状态。

　　还有一种情况是吃了油腻的东西之后，觉得胃里的食物停在原地不动了，这是很多人和我描述他们的症状时说的。一般都是先吃了烤鸭或者涮羊肉，后

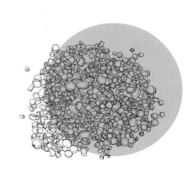

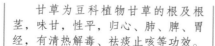
甘草为豆科植物甘草的根及根茎，味甘，性平，归心、肺、脾、胃经，有清热解毒、祛痰止咳等功效。

来又吃了冰激凌，或者又喝了冰镇的可乐，结果胃就不动了，自己都能觉得吃进去的食物停在胃里，打出来的嗝都带着腐食的气味。再看舌苔，肯定很厚、很腻，这是因为寒湿伤了脾，脾无力运化了。这种情况下，你可以吃点儿比"二陈丸"性质更温的药物，因为这种湿是寒湿。比如说可以用"藿香正气水"，就是我们在夏天中暑时喝的那种像酒一样辛辣的药，它对祛寒湿非常有效，绝不仅仅用在夏天中暑这种情况。因为其中的药物性质偏温、气味芳香的居多，中医形象地描述说，它可以蒸发掉寒湿。而且一定要喝"藿香正气水"，而不是吃"藿香正气胶囊"，"水"是乙醇提取的，酒的温性可以帮助祛湿。"胶囊"虽然"好吃"，但效果就打折了。吃到舌苔变薄，胃里开始活动，打嗝的味道减轻了，你就可以停药了，这时候寒湿已经祛了。

🍂 逐渐加重的痛经可能昭示不孕

在各种痛经症状中，比较麻烦的是"继发性痛经"，多见于生育、流产之后或者已经人到中年。以前年轻时没这毛病，不知道什么时候开始痛经了，而且症状逐渐加重、没有缓解的迹象，这种情况就比较麻烦，因为至少不是生理性的了。你首先要想到是"子宫内膜异位症"或"子宫腺肌病"这两种病，如果真的是这方面的问题，那是会影响以后怀孕的，有的人甚至年纪轻轻就要摘除子宫。

所谓"子宫内膜异位症"就是子宫的内膜长到了不该长的宫腔以外的异常部位，比如卵巢或盆腔、直肠甚至身体其他部位的黏膜上。有的可能会长在鼻腔，因为是子宫黏膜，所以无论长到哪里，都具备子宫内膜的特点，是要听从身体内每个月激素的变化的，被激素调遣着按时出血。有的人在来月经的同时还会流鼻血，这在民间叫"月经倒流"，就是因为长到鼻腔中的子宫黏膜在异常部位按时出血了。

我认识一个朋友，40多岁，有很严重的子宫内膜异位症。每到月经期间，她都腹痛，而且便血。最初她不知道是因为患了这个病，很紧张，以为是肠子上长了东西，后来才发现是严重的"子宫内膜异位症"，是长在肠子里的内膜按月出血了。

如果内膜长到了盆腔内，同样有周期性改变和出血的症状，但盆腔中的血不能外流，所以每次来月经的时候都会引起疼痛，并因此与周围邻近组织器官粘连，而使痛经逐渐加重。医学上有个形容词，叫"巧克力囊肿"，就是子宫内膜长到卵巢上去了，这上面的内膜也按照每次月经期出血，使卵巢逐渐增大。因为瘀血排不出去，慢慢变成积血的囊肿。又因为这种陈旧性的血呈褐色，似巧克力，故又称"巧克力囊肿"。这种人如果去做妇科检查，医生一摁肚子，她就会喊疼，像这种积血导致的症状，在中医属于瘀血，还是因为甬道不通了。

这里有几个特点，可以帮你来判别自己患的是不是"子宫内膜异位症"。

"子宫内膜异位症"都有哪些症状

症状1 痛经

往往是以往正常，没有痛经史，突然从某一个时期开始出现痛经了，而且逐渐加重，甚至需要卧床或用药止痛。月经量多，经期延长。

在月经来之前或月经来之后，排便时能感到粪便通过直肠时疼痛难忍，但在其他时间并无这种感觉。我在前面提到的那个便血的人，就是异位的子宫内膜深达直肠黏膜了，所以她在月经期才会直肠出血。

如果异常的内膜长在了子宫直肠窝或者阴道直肠隔，周围的组织就会肿胀，月经前期这些异位的内膜肿胀，性交时就会疼痛。

40%的"子宫内膜异位症"患者是不孕的，因为腹腔里的异位内膜每个月都不断出血，引起输卵管周围粘连。输卵管不能灵活地捡拾卵母细胞，严重的患者输卵管的管腔都被堵塞了，所以无法排卵，影响受孕。

治疗这种病，有时候是难免要动手术的，通过手术切除异位的内膜，再通过药物控制其在腹腔内的生长，接下来的问题就是要抓紧怀孕。手术后的半年之内是最容易怀孕的，越往后就会再次出现问题。也就是说，要赶在下一批异常的内膜长出来之前怀上，因为这个病很容易复发。

从中医的观点看，少数腹有血瘀、甬道不通的女性，除了妇科器官的症状，很多人的肤色也会显得很暗、没光泽，连嘴唇也发暗，舌头的颜色也是暗的，甚至有瘀斑、瘀点。周身的皮肤都很粗糙，而且身体偏瘦，人容易显得憔悴、枯槁，甚至"肌肤甲错"。她们如果想从根本上使自己变白细、变丰润，首先要让甬道通了，瘀血排出去。前面说的"少腹逐瘀胶囊"就是患这种疾病时，常用的中成药。

还有一种大家比较陌生的疾病，叫"子宫腺肌病"，也是引起痛经的"罪魁"。这是因为一部分子宫内膜滞留在子宫肌壁里面了，每个月按时在肌肉里出血，这就会导致痛经越来越疼。有人在化验时发现，自己的CA125 值会升高，这常常会让她们吓一跳，因为 CA125 是癌症的一个重要指标。一看这结果，她们还以为自己得了卵巢癌。其实，如果 B 超提示子宫肌壁上有强的回声点，同时伴有一些异常的血流，CA125 值又高，再加上越来越重的痛经，这样的话，一般就说明你患有子宫腺肌病了。

这种病很讨厌，第一是影响怀孕，因为子宫内膜状况很差，受精卵没有适合"种植"的土地；第二，这种病没有什么高招可治，疼得非常厉害时只能切除子宫。有过这样的例子，患者二十八九岁，痛经非常厉害，也没有孩子，但只能切除子宫，因为子宫即便留下来也无法怀孕。现在这种病在年轻女性当中越来越常见了。如果你也遇到了这样的问题，一定得早治。

> 如果 B 超提示子宫肌壁上有强的回声点，同时伴有一些异常的血流，CA125 值又高，再加上越来越重的痛经，这样的话，一般就说明你患有子宫腺肌病了。

而且现在已经有不少药物治疗的方法，能阻止病灶进一步发展，尽量保全生育功能。

女人想轻松，月经通加上大便通

> 瘀血严重的女性容易不孕，原因就是女性的甬道不通了。现代女性最常见的文明病"无力性便秘"，也是女性甬道的另一种不通。中医讲，"不通则痛，通则不痛"，月经"通"了，"二便"也通了，很多健康问题就迎刃而解了。

避孕药其实比避孕工具更安全

我在前面说了，子宫或者其他妇科方面的手术，都是导致瘀血内生的原因，所以避免意外怀孕、避免做流产手术，这对女性非常重要，这就需要谈到避孕药。但是，在很多女性心目中，避孕药就是激素，吃激素就有副作用——会发胖、会长痤疮，甚至有人还在怀疑"是不是我吃了避孕药，以后真就不能怀孕了？"因而不敢吃避孕药。也因此，因意外怀孕导致流产、伤身的现象在生活中就很常见了。凡此种种问题，其实都是因为不了解现在避孕药的发展状况导致的。

避孕药里确实有激素，其中主要有雌激素和孕激素，但这两种激素是女性一生中必须要有的。有些人卵巢功能不好，不能产生雌激素和孕激素，她的发育就停滞在幼女的状态，显示不出女性魅力来，就需要通过补充激素来治疗。所以，避孕药虽然是人工合成的激素，但激素的作用和身体里的激素是一样的，机制也是一样的，因此非常安全。

关于避孕药的好处

① 避免发生"宫外孕"

② 能预防子宫内膜癌

③ 治疗痤疮、皮炎

女性怀孕之后，雌激素和孕激素是要持续存在的，以此对大脑形成一种"提醒"。大脑知道身体怀孕了，它就会命令卵巢休息，以便让妊娠继续下去。避孕药的作用就是模拟妊娠的状态，吃避孕药之后，卵巢就开始休息了。它休息了、不排卵了，自然也就无从怀孕。从这点来讲，避孕药就比避孕工具更安全，比如，避孕环能避免正常的子宫怀孕，但它毕竟不能抑制排卵，卵子和精子还可以在输卵管"相见"、受孕，所以还可以引起"宫外孕"。"宫外孕"如果发现不及时，是会引起大出血，甚至危及生命的，而避孕药就连这个风险都避免了。

大家可能会说，卵巢不工作不就麻烦了？要知道，如果卵巢不休息的话，每个月都要产生卵子出来，每次排完卵后，卵巢都会有一个破口，这就要修复。任何一个器官组织只要不断地被修复，就多了出问题的机会，因为在修复过程中，如果碰到一些有害的东西，就会比没修复更容易发生肿瘤。吃了避孕药之后，卵巢休息了，恶变的机会就少了，所以吃避孕药还可以减少卵巢癌的发生。而一旦你想要怀孕，避孕药一停，卵巢功能就恢复正常了。

与此同时，避孕药还能明显地降低子宫内膜癌的发生。因为子宫内膜癌的发生需要有一个长期的雌激素环境，而孕激素可以促进内膜的脱落，抵抗雌激素的这一副作用。所以，更年期女性即便需要吃雌激素来缓解更年期的症状，但绝对不能一直吃雌激素，一定要配合孕激素一起吃。而孕激素能保护内膜、降低子宫内膜癌的发生，这是避孕药的另一个优点，它可以很好地保护你的甬道。

很多人拒绝吃避孕药，是因为过去的避孕药确实会使人发胖、长痤疮，这和当时的药物工艺水平有很大关系。最开始避孕药发明出来的时候，里面含有孕激素，而且作用不是很单纯，不仅有孕激素的作用，还有雄激素的作用。雄激素高或者皮脂腺对雄激素特别敏感的时候，会造成皮脂分泌过剩，一合并感染就长痤疮了。

但现在避孕药里所含的孕激素纯度已经很好了，雄激素的活性不但降低了，而且有些避孕药还有抗雄激素的作用。

很多人长痤疮，不管男女，要么是因为体内雄激素分泌过多，要么是皮肤上的雄激素受体对雄激素过分敏感。如果是这种情况，可以针对雄激素的问题进行治疗。为此，皮肤科的医生会开"达英 -35"。

> 避孕药虽然是人工合成的激素，但激素的作用和身体里的激素是一样的，机制也是一样的，因此非常安全。

"达英 -35"实际上就是一种避孕药，它的一个疗效就是治疗痤疮，因为它里面的孕激素具有抗雄激素的作用。同时它可以产生一种蛋白质，把体内过多的雄激素结合起来，从而达到治疗痤疮的效果。

除了痤疮，还有一种情况是"脂溢性皮炎"，就是头发特别爱出油，一天不洗都不行，这也是皮脂腺分泌旺盛的一个现象，实际上，这也和雄激素有关系。"达英 -35"这种药同样具有治疗皮炎的作用。

有的女孩子，刚到青春期，就出了很多痘痘，医生给开了"达英 -35"。家长害怕，说："那么小的孩子就可以吃'达英 -35'吗？"可以吃，只要她来月经了就可以吃。因为来月经了就意味着她体内有孕激素和雌激素了。但是男孩子不能吃，因为雌激素和孕激素只在女性身体中有。只可惜，中国人对避孕药的了解远不及国外，所以我们国家是流产手术做得最多的国家。女性的很多瘀血问题、甬道不通问题都和这一点有直接关系。

🌀 "药流"并不比"人流"安全

女性要保养好，首先就要避免对子宫的伤害，其中流产是最值得说一说的。不管是传统的"人流"，还是很多人都觉得很方便的"药流"，都是对自己的伤害。而且，可以自行操作的"药流"并不比"人流"安全。

因为虽然目前药物流产的成功率大约在90%，但有4%~5%的人用了药以后"流"不出来，或者还有残留物在宫腔里面，这时候需要再做手术和刮宫。相比来说，人工流产更安全一些，至少不用受"二茬儿罪"。所以大家不要以为药物流产很简单，拿两片药回家吃了就完事了，它是有适应症的，并不是所有人都可以用药物流产。

首先是怀孕的月份，也就是停经周数的问题。如果一个人的月经很规律，差不多每28天来一次月经，那么，她必须在停经后的49天之内才可以做"药流"，否则就要出事儿。

为此，我们先要搞明白这49天怎么算。正确的方法是，从最后一次月经开始算起，比如说她是1月1日来最后一次月经，那么她到2月19日之前可以做药物流产，这样来算是49天。有些人的月经不规律，二十一二天就来一次，如

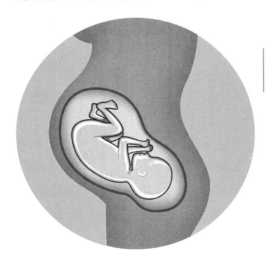

做"药流"前，必须先确定胎儿的大小，以及是否是宫外孕。

果也按 49 天算，胎囊就太大了，已经不适合做药流了，如果硬做，就有危险。所以如果想要做"药流"，最准确的办法还是用 B 超来确定胎囊的大小。

鉴于此，国家对"药流"也有一个明确的规定：做"药流"之前必须做超声波检查。这不仅是为了检查胎儿的大小是否适合做"药流"，而且是为了确定你的怀孕是宫内孕，这样才可以做"药流"。如果你没做这方面的检查，比如说在家里，你拿一个试纸条测试，发现自己怀孕了，然后就去买一点儿药吃。先不说停经的时间是不是过了药物流产的规定，如果是宫外孕，那危险就大了，相当于人为地刺激流产、刺激腹腔出血，如果你还对此浑然不知，是会要命的。

> 如果你的"药流"没流干净，还要刮宫，问题就来了。因为此时你的子宫非常软，做手术时很容易被损伤，再加上"药流"后出血时间长，等于体内有一个大的创口始终没愈合，就成了细菌的最好滋生地，这就很容易合并感染。

在这里我要提醒一下有性生活史的女性，一旦突然发生剧烈的腹痛，而且不像正常流产那样，有阴道出血来提示你这是妇科方面的问题，而不是内科问题引起的。宫外孕是不会阴道出血的，病人只会感觉到肚子疼，有下坠感，好像总想解大便。这个时候，你不要仅仅想到是不是因为吃坏肚子了，是不是患了胃肠炎，还要想到是不是宫外孕。尤其是当你过去就有附件炎、盆腔炎，输卵管做过手术，或者以前有过宫外孕的历史。

既然叫"宫外孕"，就意味着受精卵没长在子宫里，而是长在了子宫外，最常见的是长在输卵管里，这肯定不是它的"久居之地"，很容易破裂。一旦破裂，首先就要出现下腹一侧的剧烈性疼痛，也常有全腹痛的，甚至引起反射性肩痛。因为同时伴随失血，病人常有面色苍白、心跳加快、全身大汗、血压下降等症状，如果救治不及时会危及生命。

"药流"的出现确实是医学的进步。从理论上讲，"药流"对人体的损伤应该算小的，但前提是你在用药之后很快就流掉了，血也止住了。想达到这一效果，你就要及早发现怀孕、及早处理。如果你的"药流"没流干净，还要刮宫，问题就来了。因为此时你的子宫非常软，做手术时很容易被损伤，再加上"药流"后出血时间长，等于体内有一个大的创口始终没愈合，就成了细菌的最好滋生地，这就很容易合并感染。很多人后来发现自己不孕，就是因为过去做流产时感染了，输卵管被堵塞了。这类病人如果去看中医，一般都会告知有瘀血、甬道不通的问题。对于甬道的疏通，中医的能力是有限度的，作用再大的活血化瘀药，面对因为炎症而严重粘连的输卵管也会束手无策的，包括手术，也未必能奏效。

🌀 每次流产都在损伤你的甬道

流产之后的出血问题，是人们关心的大问题。但大家只知道，出血多是伤身的，其实更重要的是，出血多意味着你子宫中的伤口始终没愈合。

一般情况下，人工流产手术后出血如果超过两周，就一定要去医院看了。如果是因为做了"药流"，出血时间稍微长一点儿是可以容忍的，但如果超过 3 周也一定要做 B 超检查和验血，看看是因为子宫里的东西没排干净而出血，还是因为感染或者其他内分泌原因而出血。医生可以根据这个来决定是刮宫、调整月经，还是使用消炎药。总之是要尽快止血，因为有出血就有伤口，有伤口就多了感染的机会。很多人第一次怀孕之后做了流产手术，结果变成了不孕症，就是因为流产带来了子宫内膜的继发感染，影响了以后的受孕。

即便你的出血量在正常范围，流产也仍旧是一个违反生理的手术，因为人怀孕之后，要分泌很多的激素，为即将诞生的婴儿做准备。比如，乳腺要发育长大，为了将来孩子的哺乳，还有胰岛素、下丘脑等都要分泌很多的激素来维持妊娠。突然流产，等于人为地终止了一个自然过程，是个"急刹车"，就会出现内分泌的紊乱。有的人做完流产手术以后发生闭经了，有的几个月不来月经，或者来了以后会大出血，这些现象其实并不是因为刮宫使局部子宫内膜出问题了，而是整个机体因为流产的人为干涉而出现了问题。

从做完流产手术到恢复排卵，一般需要 2~3 周的时间，排卵以后再来月经还需要 2 周。所以，要在流产手术之后的 30~40 天才来月经。但有的人恢复得慢，尤其是年纪越大，受到的损伤就越大。排卵的功能恢复需要时间，有的人会两三个月才来月经，如果时间太长，就需要到医院检查了。

为此，有些人也有误解，以为做完流产手术后，短期内就不会怀孕了。事实上，医生都会告诉她第一个月要禁止性生活，结果有相当一部分人做完一次流产，第一次月经都没来就又怀孕了。所以，如果你流产之后有过"超前"的性生活，又总不来月经的话，是需要到医院去检查一下是不是又怀孕了。还有一个可能就是，是不是内分泌紊乱或者子宫在手术时受到损伤了，内膜被刮得太薄了，对体内的激素刺激无法做出反应，或者发生感染，宫颈粘连了，有血也流不出来。

> 正常情况下，卵子排到腹腔之后，是需要输卵管像小手一样地去腹腔中"抓取"，之后才和精子会合，这样才能受精、怀孕。在一个遍布"蜘蛛网"的环境中，这种"抓取"就变得很困难，卵子也就失去了和精子碰面的机会。

如果发现宫腔粘连，可以在子宫里放一个环，做一个支架，让子宫壁不要粘在一起。或者给大量的雌激素，刺激残留下来的子宫内膜生长起来，把粘连的地方、薄的地方铺上去，重新把子宫腔

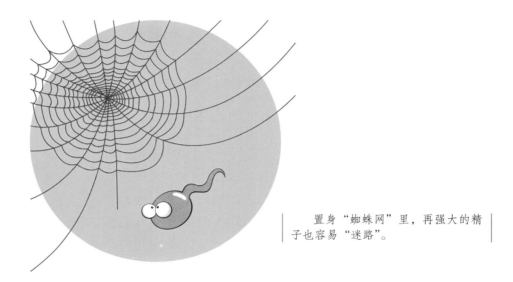

置身"蜘蛛网"里，再强大的精子也容易"迷路"。

覆盖起来。但这是理论上的，有些人还会因此而不能怀孕了，尤其是宫腔粘连，再怀孕的概率只有 20%~30% ！

不仅是宫腔会因为流产出现这样的问题，很多妇科医生说，她们收治过因为妇科问题而做手术的病人。腹腔打开后，她们发现，"里面粘连得和蜘蛛网似的"，光是手术清理就需要很长时间。清理之后，效果能保持多久也不得而知，而这，经常是不孕的原因。如果用中医辨证，一般都属于瘀血阻塞经络，该通的地方不通了。

正常情况下，卵子排到腹腔之后，是需要输卵管像小手一样地去腹腔中"抓取"，之后才和精子会合，这样才能受精、怀孕。在一个遍布"蜘蛛网"的环境中，这种"抓取"就变得很困难，卵子也就失去了和精子碰面的机会。这种情况一般是因为感染，感染则更多是在流产时发生的。一种是手术本身的水平问题，还有就是手术时如果你本身就有炎症，医生又没认真地执行"先消炎，后手术"的规范，手术之后你又急于上班，身体因为过劳而免疫力下降，流产之后就可能将炎症扩散，累及到输卵管，最终造成粘连。这也是为什么瘀血严重的女性总容易不孕的原因，就是因为甬道不通了。

所以，不管是自然流产、人工流产，还是药物流产，在中国都叫"小月子"。老人们都知道，"小月子"得当真"坐"，得和正经月子一样重视，就是因为流产是违背生理的，身体在"急刹车"之后需要调节、恢复。流产之后如果失血不多，不必像正常生产之后那样大肆补益，但保温和休息仍旧是要注意的。

现在药店里可以买到的"益母草膏""八珍丸"都可以用于流产后调养。益母草有活血化瘀的作用，可以帮助残存在子宫里的瘀血排出。如果你本身就是个体质偏弱的人，流产之后，气血肯定受到了影响。有的人甚至会因为流产或者一次伤害较大的生育，体质变成了脾气虚，甚至是肾阳虚体质，从此健康开始走下坡路，人也明显地变老了。为了预防这种情况，流产之后，特别是出血较多的，可以在吃"益母草膏"的同时服用"八珍丸"，在活血化瘀的同时，适当补养一下气血。而且一定要注意保温，因为一旦受凉，就加重了产生瘀血的可能。

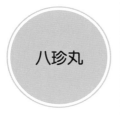

八珍丸

功能主治：补益气血。气血两虚引起的面色萎黄，食欲缺乏，四肢乏力，月经量过多
主要成分：当归、党参、白术（炒）、茯苓、甘草、白芍、川芎、熟地黄

怀孕、分娩、流产的女性都脾气虚

如果你因为意外怀孕需要做流产手术，流产后的调养很重要，不管是"药流"还是"人流"，都是要调养两个星期的，为的就是保证身体能彻底恢复。

　　首先，怀孕之后，女性的抵抗力是减弱的。我们看"非典""甲流"肆虐的时候，因为感染而死亡的病人很多都是孕妇。也许你会觉得这是因为怀孕之后，母体承担了两个人的负担的结果，事实上，真正的原因是因为怀孕之后，母体的免疫力降低了。因为要让一个异体的细胞在自己的身体里生根发芽，母体首先要把"警惕性"很强的自身免疫力自动地降下来，好容留一个和自己不完全相同的新生命。

　　我们都知道，人体的免疫力是要监测，同时排除异体的。大的方面，比如，器官移植手术之后，接受移植的人，要吃很长时间的抗排异药，为的就是降低身体自发的对外来器官组织的排斥能力。小的方面是很多人不能吃海鲜，一吃就要拉肚子，浑身起皮疹，这就是身体对海鲜里面的异体蛋白质过敏，所有的过敏症状都是身体在排除异己。

> 女性在受精之后，要接受丈夫的细胞，而且这还是一个完全外来的细胞。特别是新婚不久就怀孕的人，双方的身体还没有互相熟悉，精子和卵子对对方都还怀有"敌意"，这个时候的排异是最明显的。

　　女性在受精之后，要接受丈夫的细胞，而且这还是一个完全外来的细胞。特别是新婚不久就怀孕的人，双方的身体还没有互相熟悉，精子和卵子对对方都还怀有"敌意"，这个时候的排异是最明显的。

　　医学上有个统计，"妊娠高血压"最容易在刚结婚不久就怀孕的女性身上出现，因为夫妻之间彼此还不适应，而高血压就是母体排异的表现之一。如果这个女性后来离婚了、改嫁了，遇到第二任丈夫，还是刚结婚就怀孕，这个问题依旧会出现，因为她需要重新适应这个新个体。至于结婚很久或者有性生活很久之后才怀孕的女性，这个问题会稍轻一些，但排异始终会存在。毕竟自己孕育的新生命，有一半的基因和自己是不一致的，来自孩子父亲的那一半到任何时候也算是个"异体"。为了保住这个异体组织，孕妇首先表现为免疫力降低，否则受精卵以及刚成形的胎儿就要被排出去。前面我讲过，中医里说的脾就相当于身体的"审计署"，掌管身体的免疫系统。所以女性一旦怀孕，直到分娩或者流产，整个过程中，女性都处于相对脾气虚的状态。

这也是为什么很多人早孕时会觉得浑身疲劳、无力，很容易就感冒了。有的人甚至还因为不知道这是怀孕的早期症状而乱吃了很多感冒药，结果等发现自己怀孕的时候，就产生了药物会不会影响胎儿的疑虑。女性之所以在怀孕早期容易感冒、总觉得疲乏，也是因为在怀孕初期，脾气虚了，抵抗力在降低，脾虚导致其所主的肌肉无力。

因此，无论是正常"坐月子"还是"坐小月子"，我们都要对产妇进行特殊保护，其中保温是最重要的一条，这也是针对怀孕之后下降的免疫力。因为人体免疫力下降的第一个表现就是御寒能力下降，而且分娩之后，产妇要大量排汗，这和虚没关系，再壮实的产妇，包括生育前是运动员的，生产后也会大量出汗。因为怀孕时身体潴留了大量的水，要在分娩之后尽快通过排汗的形式把水排出去，以减少心脏负担，所以几乎所有的产妇在生育后总是大汗淋漓，这是生理现象。但即便是正常的排汗，也同样有容易受风、受凉的问题，更何况她们还有脾气虚的问题。因此，产后保温是我们祖辈在漫长的生活经验中逐渐意识到，并培养出的习惯，这一点没有错！

但因为过去受生活条件所限，很难保证在恒温的条件下洗澡、洗头，因此容易受凉。所以，传统观念强调的保温就演变为不让洗头、洗澡。事实上，如果以前也可以解决洗澡时的恒温问题，这个传统顾忌就传不下来了。所以，只要保证室温适宜，生完孩子洗个澡好好休息，所有的产科医生都不会反对。遗憾的是，现在的年轻女性不了解个中缘由，将不能洗澡之类的传统坐月子规矩统统归结为"落后意识"，非要"以身试法"，结果也就忽略了受凉留下的后患，瘀血就是恶果之一。

血和水一样，遇寒则凝，意思是说，遇寒则流动缓慢。分娩或者流产后，人体要迅速排出子宫中残留的血，这叫"恶露"。如果遇寒了，血流就要减速，恶露就会排不干净或者排出的时间很长，这就造成了瘀血。

ⓢ 女人便秘多是"无力性便秘"

除了保证月经的通畅，大便的通畅也很重要。但女性便秘很常见，而且越来越常见，年龄也从老年人提前到年轻人。但细问这些便秘者，很少有因为大便干燥而导致便秘的。她们经常说，不是因为大便干燥，而是因为没力气排出。这就是最常在女性身上出现的"无力性便秘"，是现在文明病的一种，也是女性甬道不通的另一种形式。

这个问题之所以出现，首先是因为肠蠕动不力，或者排便反射减弱，还有就是长期依赖轻泻剂，使直肠对粪便存在的敏感性降低，因此排便次数减少。如果做直肠检查，能够发现其实她们的肠道壶腹部充满了粪便，但病人却毫无便意，而且即使用力也不能有效地排便。如果再用造影剂显影，还会发现其结肠不仅变长了，而且容积也有所扩大，通俗地说，就是肠道麻木了。

这种情况和女性本身的体质有关系，可能她本身就是脾气虚。我在前面说过，脾是主肌肉的。这个"肌肉"指的是全身的肌肉，所以只要脾气虚，全身的肌肉都不给力，包括胃肠道的肌肉，比如过去常见的胃下垂，都是人瘦瘦的，手无缚鸡之力，这些都是很典型的脾气虚症状。这种人要么便秘，要么动不动腹泻，都是因为肠道的肌肉失调了。要么是推不出粪便，要么是留不住粪便，前者在生活中更常见，加上现代人运动的机会很少，连助推肠道的外力都很少，只凭借它自身微薄的肌力，自然会产生"无力性便秘"。

这种情况一旦产生，便意就少了，而很少有人能在没有便意的时候坚持按时排便。久而久之，排便的反射就减弱了，这也是生物钟的一种，也会用进废

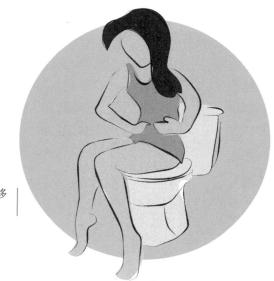

现在的文明病"无力性便秘"多数是因为脾气虚的关系。

退，时间久了，就进入了便秘的恶性循环。但女人又都担心便秘会导致毒素蓄积在体内影响美容而急于求疗效，于是就开始吃能迅速通便的药物，而刺激性泻药最能满足便秘者的需求。

　　像大黄、番泻叶之类都是刺激性泻药。这些泻药有个特点，就是很快就引起身体对它的依赖，今天吃两粒可以排便，下周就要增加到三四粒，只有不断增加剂量才能保证它对肠道的刺激。这样下去，很快，肠道对粪便的敏感性就降低了，不依赖刺激性泻药就无法产生便意。你只能不断加量，而肠道的敏感性也在加量中再次降低，这种情形是现在大多数女性便秘者的便秘"历程"。

　　事情发展到这一步，首先就是要停用所有速效的通便药，改用能增加肠道蠕动能力的药物，这就是补气药。因为在中医中，无力性便秘就是气虚性便秘，是脾气虚导致的，所以要补气以通便。

　　有个方子很适合治疗无力导致的便秘：生白术30克，当归10克，升麻3克。注意，一定是生白术！如果要到药店抓药，一定要对售货员明示，因为白术确实有健脾的功能，但在健脾的同时，又能很快通便的只有生白术，如果换成炒的，效果就大减了。之所以用升麻，是因为它入肺经，在通便的时候用一味宣肺的药，有"提壶揭盖"的效果。

我们用茶壶倒水的时候，茶壶越满，水越倒不出来，或者水流越小。这个时候，我们把壶盖打开，水流就冲开了，很多茶壶盖上有个小洞，也是为了起到揭盖的效果，让空气能进来，把水压出去。

中医讲，肺与大肠相表里，通便的时候用宣肺的药就相当于倒水时把壶盖揭开。有经验的中医在通便药中会时常加些入肺经的药，升麻是其一，还有的

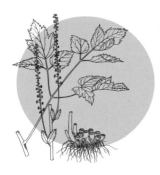

升麻为毛茛科植物升麻的根茎，味辛、微甘，性微寒，归肺、脾、胃、大肠经，有发表透疹、清热解毒、升举阳气等功效。

时候用桔梗、杏仁，也会有同样的效果。

我有个亲戚，习惯性便秘很多年了，吃了很多药都没效。有一次她感冒了，为了治感冒，她吃了几天"感冒清热冲剂"。结果她发现，就在吃药的那几天大便是通畅的。于是，她每次便秘的时候都喝一袋冲剂，每次都有点儿效果。感冒药为什么能治大便不通？就是因为感冒药里有宣肺药，而她的便秘和肺气不宣通有关系。虽然不是所有便秘者都能通过吃感冒冲剂治愈便秘，但在通便药中加点儿宣肺的药，确实有道理。

除了药物，在饮食上，首先要坚持高纤维食物饮食，比如粗粮、带皮水果、新鲜蔬菜；还有就是多饮水，肠道保持足够的水分，才能便于粪便排出。而且要坚持每天步行半小时，有楼梯的时候尽量爬楼梯，以保证肠道的被动蠕动。另外，最好能每天

按顺时针揉腹，改变肠道长时期的麻木、静止状态，这也是刺激肠道的一个好办法。所谓刺激肠道，其实就是人为地使肠道肌肉做运动，这也是一种健脾补气的方式。

养血是女性通便的特殊方法

为通便而吃各种泻药、去火药的大有人在，因为她们担心便秘使毒素停留在体内，对容貌产生影响，所以总是把"通便"和"排毒"，甚至和美容画等号。事实上，不是所有的便秘都是上火引起的，特别是持续很多年的习惯性便秘。因为中医讲，"久病无火""久病必虚"，意思是，只要是慢性的疾病，一般很少是因为上火引起的，相反，倒可能是因为虚。

真正因为上火引起的便秘，之前一定有可以追溯得到的饮食异常、生活变化。比如，这几天一直吃"麻辣香锅"、吃烧烤，食物都是辛辣的、油炸烤制的，紧随其后的便秘一般是因为胃火。这个时候吃几次"清胃黄连片""牛黄解毒片"，只要大便一泄，问题就解决了。另外就是出差，换了一个新环境，生活节奏变得和以前不一样了，也会引起便秘。因为生活节奏的改变也会调动起人体过高的应急能力，能力一多、富余了，人就上火了。这个时候，吃点儿缓泻的药物，或者多喝点儿水，让体内的火自然地"灭"了，大便也就通畅了。

事实上，让女性发愁的是长期便秘导致的甬道不通。而最能引起女性便秘的一个根本原因是血虚，这一点可能很多女性都不知道。

因为血虚引起的便秘除了排便困难之外，患者平时的面色也不会很好，可能偏黄或者缺乏血色，头发也少有光泽，很干枯。月经量偏少，月经来潮之后，人总觉得疲倦。而且，她们往往有未老先衰的趋势。这样的便秘是因为血虚，血不能濡润肠道造成的。对这样的人来说，最有效的通便方是补血方，如果图省事、简单，仅仅一味当归就能通便，而且在通便的同时能保养容颜。

中医妇科有句话，"十方九归"，就是说，中医开给女性的 10 张方子里，9 张里面都会有当归。妇科名方，诸如"四物汤""当归补血汤"里，当归都是主药。

由此我们可以看出，女性的疾病一般都和血的兴衰有关。明代医家李士材对当归的评价是："能领诸血各归其所当之经，故名'当归'。"可见，当归是通过补血、领血来保证血液运行甬道的畅通的。

如果你常年便秘，而且气色欠佳、舌头颜色偏淡，那你可以直接到药店里买回当归的饮片，每天取 10 克，像泡茶那样用开水沏泡，然后加点儿蜂蜜当茶喝，通便的效果有时比大黄还好。而且因为是通过补血来通便，所以不会像通过吃大黄来通便那样对药物产生依赖性。一般情况下，坚持一个星期，通便的作用就很明显了。

顺便提一句，像大黄这种最常用的通便药，属于"刺激性泻药"，用了可以通便，但紧接着的问题是肠道会对它产生依赖性。比如，一种大黄制剂，你在第一个星期吃 2 粒，大便可能就通了。到下个星期，这种制剂的量你就需要加到 3 粒，再往后还要加，否则就无效。为此药会越吃越多，这是刺激性泻药的普遍特点。但当归没有这个问题，因为它是标本兼治的，在通便的时候还补血，血补上去了，肠道得以濡润，便秘就可以从根上解决了。

当归的味道比较特殊，所以我一般不建议放在食物里，比如，当归炖鸡汤，弄不好连那锅鸡汤都喝不下去。单独泡茶的话，服用的量比较小，逐渐地增加是可以接受的。和当归一样具备补血作用，味道也不错的是大枣，是种不错的零食。如果你有习惯性便秘的毛病，不妨用枣代替其他零食，一是枣能补血，二是枣所含的纤维素很多。女性便秘的原因和女性肠道的蠕动无力有关系，粗纤维的食物摄入得多了，蠕动力就会增加。而大枣在补纤维素的同时还能补血，所以我一直把它推荐为女性便秘的首选，特别是血虚程度不特别严重的，可以在喝当归茶之前先吃大枣，而且枣是维生素 C 含量最高的食物，兼顾的优点实在太多了。

晚饭之后吃五六枚枣，可以是鲜枣，也可以是干枣。干枣有补血的效果，鲜枣只是增加纤维素，两种枣都可以直接嚼了吃。现在有一种用大枣制成的原浆，可以直接喝，能补血，但这显然没能发挥出枣的高纤

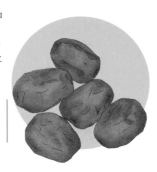

红枣为鼠李科植物枣树的成熟果实，味甘，性温，归脾、胃经，有补中益气、养血安神、缓和药性等功效。

维优点，通便效果也大打折扣。吃枣这个习惯要持之以恒，因为枣的补血作用比当归和缓，起效需要一定时间。

过敏者也该祛祛湿

大多数人对过敏的了解可能只局限于过敏性哮喘、药物过敏。对引起过敏的东西的了解可能也局限在药物、螨虫、尘埃或者鱼虾之类的海产品。我见过最意想不到的过敏源居然是小麦和猪肉，而过敏者是个长期居住在北京的汉族人，也就是说，她的很多问题原来都来自三餐中最常见的馒头和红烧肉。

这是个刚上大学的女孩子，她从小就有对牛奶过敏的历史。因为喝牛奶的关系，她脸上常年长着湿疹，后来到四川上大学，过敏一下子变得严重了，整张脸肿得面目全非。她感到很奇怪，因为知道自己过敏，她不敢吃海鲜，也没喝牛奶，这么严重的过敏从何而来？回北京一检查才发现，她还对小麦和猪肉严重过敏，她现在的过敏实际上是来自每天都要吃的食物。她在戒掉了猪肉和小麦之后，过敏一下子就好了。

　　为什么从小就吃的食物也会引起过敏呢？这是一种"累积效应"。首先，她是过敏体质，从小就长的湿疹就是这种体质的证据。过敏体质的人会对很多东西过敏，当每种过敏的效果累积到一定程度，而免疫力又敏感到一定程度时，过敏就要爆发。"和平时期"可以吃的小麦和猪肉，在这个特殊时期也加入到了过敏源的行列，过敏反应就变得尤为严重。很多人突然在一个时期对某种以前习以为常的东西过敏，而且症状严重，就是基于这个原理。

　　现在容易过敏的人越来越多，这与我们的生活环境从过去的农业化向现在的工业化转变有很大关系。那些曾经和我们朝夕相处的微生物、我们眼中"不卫生"的东西都被工业粉尘替代了，环境变成了另一种概念下的"卫生"环境，过敏就是在这种相对干净的环境中产生的。因为环境干净，可以从小锻炼我们免疫系统的"脏东西"越来越少，我们的免疫系统变得少见多怪起来，一遇到异物就反应过度，过敏由此产生。

　　所以，有专家曾经提出，要想孩子长大了之后不过敏，最好在家里养头牛。为什么呢？因为与牛共处的环境肯定不卫生、不干净，牛的身上带有各种细菌，但人体的免疫系统却可以在那样的"脏环境"中"增长见识"，长大以后就不再少见多怪，对所有未曾谋面的东西过敏了。其实这种让免疫系统"长见识"的办法就是对脾气的锻炼，因为中医说的脾气就包括我们身体里的免疫系统。一个脾气不虚的人，免疫系统的功能肯定是正常的，既不会因为免疫力过低而容易感染，也不会因为免疫力过高而过敏，所以过敏者其实也是一种脾气失调的状态。

> 因为环境干净，可以从小锻炼我们免疫系统的"脏东西"越来越少，我们的免疫系统变得少见多怪起来，一遇到异物就反应过度，过敏由此产生。

当然了，家中养牛自然是个极端说法，但回归到我们祖辈与大自然交融的生存环境，确实是减少过敏的关键。只可惜，很难回去了。所以中国随着经济的发达，随着工业化程度的提高，过敏成为人们的健康问题之一，导致过敏的东西也可以五花八门，绝对超过你的想象。相安无事了几十年，常吃的小麦、猪肉、大米、西红柿、鸡蛋都可以成为过敏源。而且对这些食物过敏的人，即便他们的食物中有一点儿上述物质，也同样可以导致过敏。

西医概念中的过敏，是很容易和中医的"湿"搭上关系的。因为中医的"湿"可以是外来的，也可以是内生的。夏天的潮湿空气就是外湿之一，所以在夏天，人们的感冒多带着湿。在夏天用的感冒药也与在冬天、春天用的感冒药不同。你在冬天感冒了，一般吃祛寒的"感冒清热冲剂"；如果是在春天感冒的，吃清热的"银翘解毒丸""双黄连口服液"；夏天就吃"藿香正气水"，里面有很多祛湿药。如果长期生活在潮湿的环境中，又没有采取很好的应对措施，外湿就会入里化为内湿。与此同理，比如，牛奶吃进去之后，过敏者的免疫系统就将牛奶视为"敌人"，两者"纠缠""扭打"在一起，那些长在脸上的湿疹、皮癣就是它们纠缠在一起之后产生的"免疫复合物"引起的。这些湿疹、皮癣很麻烦，和中医说的湿邪一样，难以很快祛除，会长时间沉积在体内，不仅仅表现在皮肤上，还有呼吸系统、免疫系统等，病情会因此变得很复杂。

我有个侄子出生在美国，三四岁的时候，他妈妈发现，只要孩子一发热，夜里就要大哭大闹，严重的时候，还会像发疯一样满屋子乱跑，像梦游但又比梦游疯狂。长大一点儿后，孩子自己会表达了，每次发热的时候他都不敢睡觉。他说，只要一睡觉就做很可怕的梦，他是因为这些梦才吓得满屋子乱跑的。这个症状说给美国的医生听，马上被怀疑是大脑的问题，类似癫痫发作。家长很害怕，咨询中国的医生。我认识卫生部中日友好医院的许鹏飞医生，他一听就说，别紧张，很可能是过敏。他让孩子吃了几天抗过敏的药，发热的夜里大哭大闹的症状居然真的好了。

许医生分析说，这个孩子的奇怪病症就是因为过敏。过敏导致的鼻黏膜水肿在发热的时候加重，晚上睡觉的时候，鼻子呼吸就不通畅了，甚至影响了大脑的供氧。孩子是因为脑缺氧而做梦、大哭大闹的。

　　孩子的父母这才回想起来，他们家里有个鱼缸，每次这个孩子走到鱼缸边时都要打喷嚏。而且每天晚上洗澡的时候，孩子都要擤出大量的鼻涕，这些看上去不相关的症状其实早就提示着他过敏。鱼缸周边的环境很潮湿，霉菌最爱滋生，孩子可能是对真菌过敏。大量的鼻涕就是过敏导致鼻黏膜水肿的产物。

　　因为过敏导致的"免疫复合物"不可能很快清除，它们存留在体内就是中医里内生的湿。比如，这个孩子的大量鼻涕、咳嗽时的痰，还有长湿疹时出现的很难清爽的分泌物，都符合中医里说的湿的特点，所以，中医的利湿方式其实就是促进过敏源和免疫复合物的排出。

　　前面说的由健脾药物组成的"山药粥"也适合这类人食用，因为他们不仅要利湿，还要健脾。而脾与免疫系统的功能相关，脾气强健了，免疫系统就能发挥正常功能，不仅可以提高免疫力，像过敏这种免疫力过强、反应过强的问题也在脾气的调节范围之内。

　　　山药为薯蓣科植物薯蓣的块根，味甘，性平，归脾、肺、肾经，有补脾养胃、生津益肺、补肾涩精等功效。

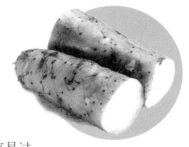

　　另外，我这里还有一个利湿的方子，容易过敏者也可以用，就是我们常吃的"冬瓜薏米汤"，利湿的效果就很好。薏米 50 克，冬瓜 1000 克，可以稍微加点儿肉汤或者鸡汤，前提是你对猪肉、鸡肉不过敏。将冬瓜切片后和薏米一起煮，煮到瓜烂米熟，调味就可以吃了。冬瓜和薏米都有利湿的作用，对过敏者来说，这道汤就是帮助他们排出体内还在产生过敏的物质。

第三章
女人·调

懂得调养的女人不易老

脾虚的女人

// 老得快 //

　　女人要变漂亮，除了要保证气血充盛外，还要保证气血的顺畅。只充盛，不顺畅，就会出现失调，体内就会有郁滞。而肝藏血、脾统血，脾气健运，气血生化有源，血量充足，则肝血充盈。所以说，不容易老的女人多数都是懂得调养脾胃的女人。

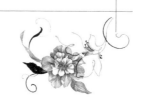

女人太克己，就是克了脾

　　很多人之所以脾虚，是因为"自残"的结果，具体说就是生闷气，导致肝气太旺了，愣是把自己的脾气"欺负"得抬不起头来。按照中医五行相克的理论，木是克土的，所以肝气盛的时候，脾气就要受"欺负"。而肝这个脏器是容不得憋屈、不通的，当你心情抑郁、情绪压抑的时候，肝气是最盛的，这就直接克伐了脾气。

谁连累的脾？谁欺负了脾

　　既然脾气虚的女人老得快，那什么情况下脾气就虚了？什么原因会造成脾气虚呢？搞清这两个问题，你也就可以预防脾气虚了。

　　在中医理论中，导致脾气虚的原因分别是劳倦、忧思以及饥饱不时，这三个原因充分体现了中国古往今来的独特国情，也是脾气虚成为中国人体质特色的重要原因。

　　在《脾胃论》产生的金元时期，劳倦是最常见的因素。简单地说，就是因为"脾主肌肉"，人体对肌肉的过度使用、对体力的过度消耗，直接殃及脾气。这不独因为世道的不太平、民众的颠沛流离，还因为体力劳动是中国人很长时间以来最主要的谋生方式。这种状态一直延续到20世纪70年代前，至少在"铁姑娘""铁人"被赞叹的那个时代，体力劳动过度仍旧是造成国人脾气虚的主因。那个时候的饥饱不时，也主要是吃了上顿没下顿。通俗地讲就是，营养匮乏影响了体质。可以说,那时候的脾气虚是个"贫穷病",因为贫困而导致了脾气虚。

现在,这种情况倒过来了。首先是饥饱不时的问题变了,不再是营养不良,而是营养过剩。原来的脾气虚是饿出来的,而现在的脾气虚是撑出来的,脾气被日渐丰富的食物内容和食物数量累虚了。

与此同时,劳倦的问题更是不复存在,人们甚至因为过分缺少运动,而把脾气养虚了。不仅如此,思虑过度,想的事情太多是导致时下中国人脾气虚的另一个重要因素。

心属于火,脾属于土,按照五行生克的顺序,木生火、火生土,心是脾之"母",心里想的事情太多、心思太重,可以直接伤及作为"母亲"的心。"母亲"弱了,"儿子"自然强壮不了,所以作为"儿子"的脾气,就会随着心事的增多而变得虚弱起来。

具体到生活中,比如,在考试前的复习阶段,很少有人的胃口会很好,就是因为心血在学习中暗耗了,由心伤及脾,所以,一个人心眼儿动得越多,脑子用得越多,脾气就越容易虚损。而在这个靠思维生存的社会,脾气虚无疑是处于这个社会的人的健康发展趋势。

与欧洲人外放的民族性格相比,中国人在各个朝代、各个阶段又都是内省的,始终是用脑多过用体力。这一点,中国人、日本人、犹太人是类似的,所以这些人的近视眼发病率也是远远高于欧美人的。通俗地讲就是,中国人本身就比欧洲人心思细密,这就使我们多了脾气被虚弱的心气连累的机会。这个时候的脾气,有点儿类似一个营养不良的母亲,生下一个不壮实的孩子。

与心理关系密切的另一个因素是肝气,在五行中属于木。而在五行相克的顺序中,木是克土的,所以肝气盛的时候,脾气就要受"欺负"。什么时候肝气会过盛呢?就是心情抑郁、情绪压抑的时候,这在现代人身上很常见,否则"郁闷"二字成不了流行词。

长期在郁闷的情绪中生活,脾气就长期处于被"欺压"的状态,怎么可能不虚?这个时候的脾气,有点儿像一个常年受气的小媳妇,因为习惯于逆来顺受而失去了生命力。

　　从这个角度说，这也是现代人的性格特点。很多人之所以脾虚，就是因为"自残"的结果。具体地说就是，生闷气，自己的肝气太旺了，愣是把自己的脾气"欺负"得抬不起头来。

　　常年受气的小媳妇更容易脾气虚。

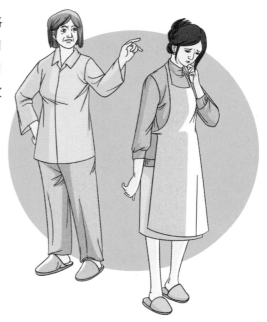

　　所以，虽然脾气虚是女人老得快的关键，但心思过重，或者总是生气，则是造成脾气虚的原因，它们间接地加速女人的衰老。其实细想一下也合理，一个总是愁眉不展、忧心忡忡的女人，怎么可能青春常在？这些与心理、情绪直接相关的因素造成的问题之一就是"郁"。和前面说的"不通"一样，这也是一种不通，只是这种不通的甬道是无形的，用中医术语讲叫"气机不通"，这是影响女人健康、容颜的另一个关键因素。

　　了解点儿医学知识的人都知道，疾病分功能性的和器质性的。功能性的往往病情轻，器质性的一般都病情偏重，因为功能是可以调节的，到了器质性阶段，器官组织的结构都改变了，比如，肌肉萎缩了、心脏变形了等，这个时候仅靠吃药就难以恢复了。但是，如果功能性的问题总得不到解决，就可能发展为器质性的病变。比如，月经不调最初就是内分泌功能失调引起的。用中医的话说就是肝气郁结了，又没及时进行疏解，月经来得越来越迟，甚至不来，久而久之，子宫内膜就萎缩了，有的人甚至就此停经，失去了生育的能力。

中医说的"气郁""气滞"之类总称为"气机不调"的症状，都属于功能性的。我在前面说过，中医里所说的"气"，在某种程度上就是指生理功能，那么气机不调的前提就是功能行使得不顺畅导致的。或者说，功能运行这条无形的甬道不通了，这种"不通"在女人中更多见，也是女性很多疾病的根本原因，因此这是女性保养必须首先要顾及的问题。只有在功能性阶段改变诸多不通的问题，才能避免让更加严重的器质性疾病成为事实。

> 虽然脾气虚是女人老得快的关键，但心思过重，或者总是生气，则是造成脾气虚的原因，它们间接地加速女人的衰老。

秀气的女孩为什么有张"关公脸"

"黄脸婆"的女人免不了为面色发愁，总想通过涂脂抹粉来营造出一种红颜的效果。但是，还有一种"粉面含春"的女人也有她的苦恼。这种人虽然身材纤细、皮肤细腻，但经常顶着一张关公般的大红脸，很失女人的清秀，而且脸红的同时，自己也感到很不舒服、很烦热。

我当住院医生的时候，跟着我的老师看过一个女孩子，她是滑冰运动员，平时在首都体育馆里练习，才 24 岁。来看病就是为了治脸上总是发红、发热的毛病。她说，一起训练的女孩子都白白净净的，只有她，总像个"红脸关公"似的，别人见了她总要问她怎么了，是不是有什么事儿让她兴奋得满脸通红。特别是大家开会，或者屋子里闷的时候，情况更严重。为此，她总是端一杯凉水，一边开会，一边冰熨自己的脸。冬天明明觉得很冷，手脚也冰凉的，但脸依然发热，她自己也觉得像有一股火郁积在身体里。

人的面部是胃经经过的地方，所以面子上的问题，比如脸上长痤疮了，一般人都觉得和胃火有直接关系，因此这个女孩子去看医生时，开的也都是去胃火的药，吃得她不断地泻肚，但脸红的问题依旧。事实上，如果她除了脸红，还口臭、特能吃、大便干，不久前吃过辛辣的食物，比如"麻辣香锅""香辣鱼片"之类的，而且在面部发热、发红的同时，没有明显的手脚冰凉症状，这种比较单纯而统一的热，可能就是胃火引起的。找中医的话，一般会用含有石膏的药物治疗，比如"黄连清胃丸""黄连上清丸"之类。但这个脸热手凉、内热外寒的女孩子的症状不是因为胃火，而是肝郁，因为气机不通畅、气血运行不畅了，很多医生想不到这一点，所以很容易误治。

在中医里，肝是主疏泄的，被称为"将军之官"，就是形容肝这个脏器是容不得憋屈、不通的，唯有肝气运行的甬道宣畅了才能使其正常。通俗地说，在中医里，肝负责全身气机的调理，气机通畅的时候，身体脏腑的功能就能和谐、有序。一旦肝气被郁住了，功能就失调，就会直接导致热量郁积在体内散不出来，这就是所谓的"肝郁化热"，用现代医学的概念来说，就是身体

● 黄连清胃丸 ●

这是针对胃火的去火药，最适合用在吃了过多的辣椒、油腻之后出现的口臭、便秘等症。有的时候在吃麻辣火锅之前，你可以少量服用一点儿，也能对胃火起到防患于未然的作用。在感冒发热还属于热性的阶段时，如果手边没有很好的去肺火的药物，用这个黄连清胃丸也可以替代一下，因为它可以通便，而大便通畅对肺火、胃火都是有效的遏制。

的散热不均衡。

中医五行是"金克木"的顺序，肺属金，肝属木，肺管辖着肝。一旦肝气过盛了，肝气郁了，就会反过来欺负身为"领导"的肺。在中医里，肺又是主皮毛的，肺被"欺负"了，和它相关的皮毛的功能就要受到影响，散热功能就要失调，自然就表现出忽冷忽热，皮肤忽红忽白，其实症结在肝气郁结上。

我们有时候看到人很生气的时候，面色也会变得一会儿红，一会儿白的，严重的时候还会气得吐血，这在过去的电影中很常见。这其实是合乎医理的，说明这人动了肝气，而且都殃及到肺了，肤色的改变是肺被肝"欺负"的结果，而突然吐血则叫"肝火犯肺"。

这种因为肝气郁结导致的发冷，和体内有寒时感觉的发冷不同，后者能感到身体从里往外冒寒气，连骨头节都往外冒寒气，病人会本能地想要穿厚衣服、想要接近热东西。但肝郁的人不同，他们对热的东西会抵触，知道自己越热，面部就会越红、越烫。他们的发热也和体内有热引起的发热有所不同。体内有热的时候，人会想喝水，而且喜欢喝冷水，喝了冷水之后觉得痛快。但这种肝气郁结造成的热是郁热，病人不喜欢喝冷的东西，而且能感到自己的热被郁住了。我看到的那个女孩子就说，总想给自己的皮肤扎个洞，让里面的热散出去。这种情况下，只有疏肝才能把不均衡的热疏散出去。

虽然这是个 24 岁的女孩子，但她的脸上发红、发热，和更年期女性的面部红热的机理类似，都是体内激素失去平衡导致的。只是年轻女孩子的激素失衡程度轻，病情也相对单纯，通过调理能顺利"过关"。这个女孩后来吃的是以"逍遥散"为基础的汤药，方子里始终在用柴胡和薄荷这两味有宣散肝经郁热作用的药物，为的是帮她把郁热透散出去。她吃了这药后，脸上发热的情形明显减轻了。一个多月后，她在比赛之前来看病，想带点儿中成药"加味逍遥丸"的成药走。那时候，她已经是个很秀气、白净的女孩了。

这种寒热不均的问题，如果遇到一个庸医，要么是单纯地清热以去面部红热，要么是单纯地温里以解手脚之凉，都是明显的错误，而且会加重面部的郁热。因为无论是单纯地清热，还是单纯地温里，都会加重肝气的郁结，在脸红严重的基础上，还可能导致长斑，比如黄褐斑、蝴蝶斑，使患者年纪轻轻就步入了失调的中年期。

🌀 男人为什么不爱长黄褐斑

脸上长斑的人都有经验，如果这一段时间工作特累、压力特大、心情不那么顺畅，脸上的斑就要加重，即便是用了最高级的焕肤产品，也最多能保证一个月左右的白净。一个月之后，只要之前的压力状态不改变，斑还是照长不误。显然，局部祛斑的效果肯定是暂时的，这与皮肤细胞的代谢周期有关系。

斑点的形成是黑色素在皮肤细胞内堆积导致的，日晒的时候，人体系统会

工作特累、压力特大、心情不那么舒畅的女性，脸上最容易长斑。

自动地对日光做出反应。像我们夏天会打伞、戴墨镜一样，皮肤也会合成黑色素，集聚在皮肤表面，对身体产生保护作用，不让皮肤被晒坏。所谓祛斑，其实就是通过各种药物将已经沉积在皮肤上的黑色素淡化、腐蚀掉，甚至是"烧掉"。首先，淡斑方法，特别是迅速起效、有祛斑效果的物质大多是通过对表层的腐蚀来达到的，比如氢醌。

氢醌之所以能美白，是因为它作用在皮肤细胞里的酪氨酸酶。酪氨酸经过酪氨酸酶的激活作用，氧化变成黑色素。用了氢醌，就等于抑制了反应中的酶的活性，使酪氨酸不能变成黑色素，黑色素就会逐渐地淡化了，皮肤也就变白了。这个美白效果是借助氢醌终止皮肤色素的"变黑"反应的。停用

对爱生气的女人来说，肝郁是她们的"特权"，甚至天性，这也是为什么我们很少见到男性脸上长黄褐斑，即便他们每天风吹日晒得比女人还要严重。

以后，如果病因还没有祛除的话，比如，还是继续被晒，或者内分泌调节还是有问题，酪氨酸酶继续会把酪氨酸转化为黑色素颗粒。慢慢地，你脸上还是会再长出黑斑。之所以氢醌是非处方药，就是这个原因。所以药物浓度的控制很重要，只要浓度没控制好，细胞生成黑色素的功能都会被氢醌彻底抑制，这时候你就不是长黑斑的问题了，而是要出现白斑了。因此，氢醌在医院的皮肤科是个处方药，它的使用范围、使用浓度是需要医生来把握的。

就算你安全地把色斑都消掉了，只要内里的问题没解决，1个月后，斑点还会重新出现，因为皮肤细胞的代谢周期是28天。皮肤白净了28天后，又会有一批新的皮肤细胞长成，只要你的内里问题没解决，它们还是会带着斑"问世"的，所以，护肤品的淡斑效果最长也就维持1个月。

如果你的家族里，母亲、姐妹都有斑点，那你就是黑色素很容易被召集来的体质，你体内的黑色素可能就等着日光的召唤，日晒到一定程度，斑马上就长出来了。这种人需要加倍地注意防晒，包括在冬天、在室内，因为能让你长斑的紫外线是可以透过玻璃的。即便是冬天，体感温度很低，但阳光对皮肤的刺激却照旧，所以只要是白天，你最好用带点儿系数的护肤品，"SPF"和"PF"两个值都要有，一个阻挡长波紫外线，一个阻挡中波紫外

线。如果你不是正午出门，防晒的系数可以低一点儿。

这些黑色素很容易被召集来的人，本身身体也存在问题。因为黑色素是由酪氨酸形成的，要么是体内的酪氨酸过多，要么是帮助酪氨酸转化为黑色素的酶过多或者作用过强，这都使她们成为了黄褐斑的易患人群。那么，又是哪种病态会让你长斑呢？

有人做过相关试验，先是把一群试验用的小白鼠制造成和人一样的肝郁，结果，这些肝郁的小白鼠的皮肤黑色素明显增加了。还有一个试验发现：用中药的补气、补血、解郁药物治疗的病人，他们的黑色素形成时的关键物质——酪氨酸酶的活性开始降低……由此可见，肝郁是可以促进皮肤黑色素形成的，而疏肝养血的药物不仅能使人的脸红、燥热感减轻，还可以抑制黑色素的形成，达到祛斑、防斑的效果。也就是说，如果一个女人长期肝郁，而且因为肝郁而脾气虚了，斑点就是她变老的开始。

我们都知道，女人"以肝为先天"，这里说的是中医里的肝，这个肝和情绪，和西医说的内分泌关系密切。对爱生气的女人来说，肝郁是她们的"特权"，甚至天性，这也是为什么我们很少见到男性脸上长黄褐斑，即便他们每天风吹日晒得比女人还要严重。可见，日晒是长斑的诱因，而身体内里的问题，肝郁以及由肝郁导致的脾气虚则是长斑的根本。

解肝郁、补脾气的中成药能消除黄褐斑

女人的美不是化妆化出来的，而是吃出来的。面色、皮肤的状态和营养有直接关系，它能反映身体的和谐状况。这就意味着，女人想变漂亮，除了要保证气血充盛外，还要保证气血的顺畅。只充盛，不顺畅，就会出现失调，就会有郁滞。

现在的人，纯粹因为气血虚的不是很多，大家的营养状况都很好，但怎么能使吃进去的东西转化的营养得到合理、平衡的分配？这就牵扯到中医里的"肝"的问题了，因为肝气顺畅，气血的运行就顺畅。肝气郁结则反之，长斑就是肝气不顺畅的结果，所以中医将黄褐斑称为"肝斑"。而因为肝气郁结长斑的人，斑点的颜色一般是发青的。

青色是中医里所说的肝的颜色，人生气的时候会"青筋暴露"，气得"脸色发青"，之所以会出现青的颜色，就是因为动了肝气。中医里的肝气和情感直接相关，发脾气是动了肝气、肝火，情绪压抑就是肝郁……总之，情绪的不顺畅都和肝有关，也都容易出现青的颜色。如果你的黄褐斑颜色发青，说明肝郁是你这种黄褐斑的主要成因。

我以前有个同事，心气儿特高，但是心胸狭窄，每天上班都沉着张脸，觉得谁都是她的竞争对手，整个办公室被她弄得很不愉快，她自己也很少愉快。每次体检，她都被发现有乳腺增生，而且脸上有很严重的黄褐斑，经常因为情绪不好而影响到胃口，中午大家都吃饭，就她自己食不甘味。那时候，人们总觉得只有怀孕的时候才有黄褐斑，因为怀孕的时候，激素变化太剧烈。但她连男友都没有，却也长了黄褐斑。原因很简单，就是因为她每天的不愉快一直在刺激自己的身体，虽然没怀孕，但体内的激素水平估计早就因为心情的刺激而变得"波澜壮阔"了。

她的抽屉里总是放着各种药物，其中就包括"逍遥丸"，但一直到她辞职，这个病也没解决。因为她的个性没改变，这就等于一边吃药，一边自己给自己添堵。

治疗肝郁，最经典的药物就是在药店里能买到的"加味逍遥丸"，中医治疗斑点而开出的方子，一般也都是在这个基础上加减。明代名医赵献可评价"逍遥丸"时说："以一方治其木郁，而诸郁皆因而愈。一方者何？逍遥散是也，方中唯柴胡、薄荷二味最妙。"

这句话对大家是个提示，适合服"逍遥丸"的人，如果症状没那么明显，平时可以用"薄荷茶"调养，因为薄荷有很好的解郁作用。方法很简单，就是

加味逍遥丸

功能主治：疏肝清热，健脾养血。用于肝郁血虚，肝脾不和引起的两胁胀痛，头晕目眩，倦怠食少，月经不调，脐腹胀痛

主要成分：柴胡、当归、白芍、白术（炒）、茯苓、甘草、牡丹皮、栀子（姜炙）、薄荷

到药店买来薄荷，一般是干的，像冲茶一样冲泡，加点儿冰糖，甘甜清凉、沁人心脾的同时还能解郁。你甚至可以养一盆薄荷，很好看的绿色盆栽，随时揪几片新鲜的薄荷叶子来泡水，不仅解郁，还很有情调。

薄荷为唇形科植物薄荷的茎叶，味辛、性凉，归肺、肝经，有疏散风热、清利头目、利咽透疹、疏肝行气等功效。

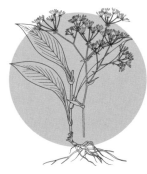

柴胡为伞形科植物柴胡的根或全草，味苦、辛，性微寒，归肝、胆、心包、三焦经，具有疏肝利胆、疏气解郁、散火等功效。

　　肝郁的人，不仅容易长斑，还容易出现"梅核气"，总觉得嗓子里有东西，喝水、吃东西的时候都吞不下去，有的人甚至怀疑自己得了食管癌，整天为此忧心忡忡。

　　食管癌是食管里长了异物，在吞咽食物，特别是固体的、硬的食物时，有噎住的感觉，喝水或者咽口水时，这种感觉就减轻了。而这种"梅核气"的异物感是，当你真

的开始吞咽食物时，异物感的症状反倒减轻了，因为"梅核气"的异物感本身就是一种错觉，吃饭的时候，或者因为其他事情把注意力转移开了，这个原本并没有实物的感觉也就减轻乃至消失了。看中医的话，这种情况一般都属于肝郁，而"梅核气"是中医对这种病状的形容，西医一般诊断为咽神经症，总之都不是器质性问题。

黄褐斑、乳腺增生、子宫肌瘤、"梅核气"，以及到三四十岁才长的"过了期"的青春痘，这些疾病往往是相互联系在一起出现的，因为它们的病因都一样，就是肝气郁结了。

用药物适当调整之外，有几个穴位可以经常按摩或者刮痧，这样能慢慢使脸上的斑变淡，减少"过期"痘痘的出现。比如，腿上的三阴交、太溪和太冲穴。

三阴交在小腿内侧，内踝尖直上三寸，胫骨的后缘就是。这个穴位又被医生们称为"妇科三阴交"，这说明其和妇科疾病的关系之密切。月经前后，自己按这个穴位都会有明显的压痛感，按摩这个穴位一直按到不疼了，你就达到了治疗目的。

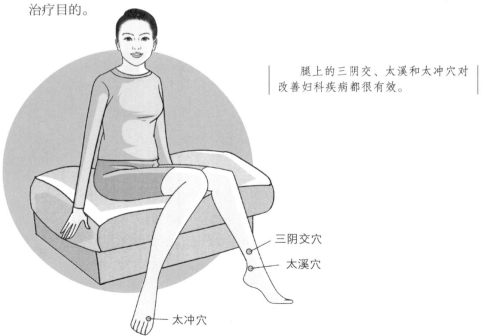

腿上的三阴交、太溪和太冲穴对改善妇科疾病都很有效。

三阴交穴

太溪穴

太冲穴

　　而太溪和太冲这两个穴位，早就有人做了实验，结果发现：月经前后，这两个穴位的电反射都有明显不同。所以，平时经常按摩或者用刮痧板刮、点按这几个穴位，对改善与妇科疾病有关的内分泌问题，很有作用。

　　还有一种黄褐斑，斑点的颜色偏黄，这种人除了长斑，一般还有脾虚的症状，比如，很容易疲乏、消瘦，或者即使肥胖，肌肉也是松软的，而且消化功能特别弱，动不动就闹肚子。我认识一个女编辑，人很秀气、也很瘦弱。她每天下班回家后，家里人都知道，是不能和她说话的，要等到家人把饭做好了，她吃完了饭，才有精神开口，这是很典型的脾气虚。虚弱的脾气支撑不到晚上，必须要在补充水谷精微之后，人才能重新振作起来。她的面色就偏黄，而且还有明显的黄褐斑，细看上去，斑点的颜色也是发黄的。黄色是脾所主，她的黄褐斑是因为脾气虚导致的。这个女编辑后来一直吃由"补中益气丸"化裁出的方子，为的是调治她每到傍晚就疲惫无力的毛病。随着这一疗效的产生，脸上的斑点居然意外地变淡了，这就更说明她的黄褐斑起因在于脾虚。

　　治疗黄褐斑的周期都比较长，因为能以黄褐斑的形式表现于外时，说明内里的肝郁和脾虚都已经很久了，是个慢性过程，纠正起来自然也不是一朝一夕就能实现的。比如，服用"补中益气丸"，至少要以两三个月为基础，在纠正脾虚的过程中消斑。所以，这种人消除斑点的目标首先应该是斑点不再加重，其次才是逐渐淡化斑点，同时注意防晒，从外部不给斑点以可乘之机。

　　皮肤是人体最大的器官，而绝不仅仅是一层表皮，除了疮疡、疖子，以及蚊虫叮咬之类的单纯皮肤疾病或外伤外，皮肤上出现的很多问题其实都是内脏的外在反应，所以治疗皮肤上的问题绝对不可能指望单纯的皮肤科药物，神经、内分泌等都与皮肤的状态有关系。而内分泌又直接听令于大脑皮质，和情绪、心理有关系。也就是说，任何的情绪起伏导致的内分泌失衡，都会从根本上影响到皮肤的状况，那些外在的粉饰和保养是不可能从根本上与之抗衡的。古往今来，情绪问题都是女人躲不过去的健康劫难，这之中当然包括了皮肤问题，所以，想要拥有美丽容颜的大前提就是要保持一种放松、愉悦的心态，非此，其他的补救都无济于事。

癌症专门找"郁女"

乳腺癌、宫颈癌等问题与无法排解的悲哀关系密切，而胃癌病人往往表现为过分谨慎、回避冲突、小心处事，即使内心有强烈的不满，也会委曲求全，长期憋闷着自己，肝气郁结是他们的常态。这就是癌症专门找上"郁女"的原因了。

好女人更容易得癌症

"好女人更容易得癌症"的观点不是我提出来的，而是上海中医药大学的何裕民教授提出来的。他是著名的中医肿瘤专家，还是中华医学会心身医学分会的主任委员。他牵头的国家"十一五"亚健康课题调查组公布的一项研究显示，在我国城市女性癌症患者中，70%属于人们眼中的好女人！这是研究小组通过对3万余病例调查后的发现。

这样的好女人容易集中在4类职业：财会、中小学老师、文秘、办公室管理人员。因为从事这些职业的女性，通常比较较真、工作压力较大、无法及时自我释放或转化压力，或者说她们的职业要求必须服从安排，而她们本分的个性又要求她们服从这一命运，恰恰是这些，成了癌症的"催化剂"。

国外的研究也显示，乳腺癌、宫颈癌等问题与无法排解的悲哀关系密切。而胃癌病人往往表现为过分谨慎、回避冲突、小心处事，即使内心有强烈的不满，也会委曲求全，长期憋闷着自己，肝气郁结是他们的常态。

美国《环境卫生》杂志刊登过一个研究报告：女人过于洁癖，会增加乳腺癌的风险。研究人员询问了近800名乳腺癌病人，和另一组同龄健康妇女使用各种清洁产品和杀虫剂的频率，结果发现：经常使用空气清新剂的妇女罹患乳腺癌的危险增加20%，每天使用空气清新剂会使乳腺癌的发病概率增加30%，而固体空气清新剂则会使乳腺癌的发病危险增加2倍。研究者把洁癖会增加乳腺癌的风险归之为过多地使用化学清洁剂之故，认为化学制剂与乳腺癌之间存在着高度的关联性。

但何教授却有另外的认识，因为他在与病人的交流中发现：这类病人很多

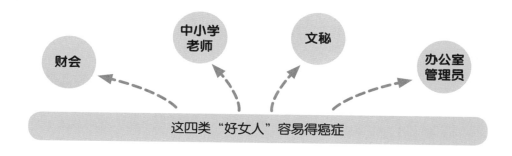

都是非常在意生活质量、很排斥化学清洁剂的，她们只用清水及普通肥皂。之所以得乳腺癌，是因为这些有洁癖的人，本身就是完美主义者，洁癖就是她们追求完美的方式，这种人会事事追求至善、较真至顶点。比如，家里的茶杯必须放在某个地方，换了地方她就要责备家人，就要马上纠正，连这样的小事都计较，可以想见她们在社会上、在工作中对自己有多苛刻了！如此长期追求完美，就导致了她们的"神经—内分泌轴"的功能一直紧绷着，引起了内分泌的长期失调，以至于靶器官乳腺被过度刺激，直到它受不了了，发生了癌变。而这个作用，甚至可能高于清洁剂的致癌作用。

所以何教授的结论是：洁癖与乳腺癌之间的联系未必是化学制剂，而是这

类人精神上的长期"自我高压"导致了这一结果。

对于这种人的品质，我们一般都形容甚至赞誉她们"克己"，这个词用在她们身体上也很形象，就是在委屈自己的同时，直接克伐着自己的脾气，在"克己"的同时"克脾"。在前面我曾多次讲到，脾气是身体里的"审计署"，脾气虚了，"审计署"失职了，原来潜伏在体内的、还没形成气候的癌细胞就得以犯上作乱，癌症也成为"事实"。

🌀 乳腺癌是气出来的、郁出来的

除了洁癖与乳腺癌之间的联系，医生们还发现了另一个现象：当一个女性处于中医所说的肝郁状态时，她体内的雌激素水平也处于高位。在乳腺癌病人身上，凡是手术后，雌激素水平过高，或者雌激素受体过高的人，往往都表现为肝郁症状，他们总是心里不舒畅，像憋了股火。与此同时，这一类人就比其他不肝郁、情绪轻松的人，乳腺癌复发的可能性要高。肝郁—雌激素—乳腺癌的规律，中医古代医籍中早就对此进行了相关的记载。

> 在乳腺癌病人身上，凡是手术后，雌激素水平过高，或者雌激素受体过高的人，往往都表现为肝郁症状，她们总是心里不舒畅，像憋了股火。

明代名医虞抟的《医学正传》中对乳腺癌的记载是："乳岩，多生于忧郁积愤中年妇女。"乳岩，就是乳腺癌。古人也发现，肝郁的女性更容易得乳腺癌。而肝郁又常常是女人由个性导致的体质特点，所以才有"女子以肝为先天"的说法。女人的先天一方面需要肝血的濡养，另一方面还需要肝气不郁。《陈素庵妇科补解》中记载说："妇人多气，因其深居闺帏，每每情志郁结。"意思是，过去的女性深居闺房，与人少有交流，情绪因此时常抑郁。对这种因为抑郁导致的疾病，中医一直讲究用调的办法，比如，《女科经纶》中说："凡妇人之病，多是气血郁结，故治以开郁理气为主，郁开气行，而月候自调，诸病自瘥。"

我认识一个治乳腺癌的专家，每次他看病的时候，问病人的第一句话都是："你离婚了吗？"每每被他问中的病人都很惊奇，怎么猜得出来呢？因为在他看过的病人中，婚姻不幸、爱情失意是这种病的重要诱因。用中医辨证的话，她们很长时间都处在肝气郁结之中。和我们的祖先相比，现在的女性肝郁的机会更多、程度更严重，社会竞争压力大，这就增加了现代女性的肝郁可能。

有句话是这样说的："男子只懂得人生哲学，女子却懂得人生。"懂哲学的男人往往是超脱的、务虚的，习惯纸上谈兵，他们不真正过日子；懂人生的女人是入世的、务实的，她们打点每天的柴米油盐、人情世故，琐碎而多事。这就使她们比男人敏感、多虑。这些心理、情绪上的变动，也多了生在气上的疾病。

《名医类案》对于因为情绪不畅引发的疾病做过统计，发现其中情志引起的疾病中，女人是男人的 2.3 倍。而且，就情绪的分类来讲，男性多伤于劳心和苦思，就是动脑子、冥思苦想；女人多伤于悲伤和忧虑，属于纯粹的情绪问题，后两者都是由中医所说的肝所主，纠缠久了就是肝气郁，所以中医治疗女性疾病有"中年责之肝"的理论。所谓中年，是指青春期之后、更年期之前的那一段女人最长、最精彩，也是最重要的人生，要处理的事情更繁杂，压力更大，所以更有机会肝郁。

我有个同事，三十多岁，没结婚，是个孝顺女。2011 年，她父亲得了癌症，她一直在病床前伺候，直到父亲离世。陪着父亲走过人生中最痛苦的时刻，是这个女人迄今为止经历过的最沉重的事儿。从那之后我见到她时，发现她变样了，虽然人没瘦，但脸上长了很多黄褐斑，而且乳腺增生得很严重。她找到我

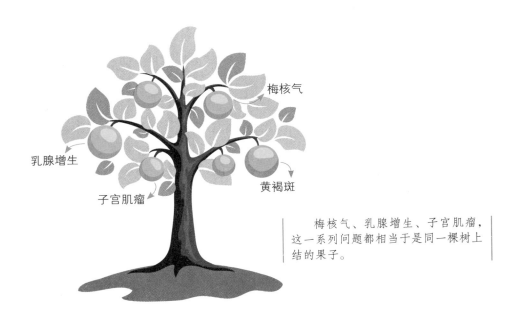

梅核气

乳腺增生

子宫肌瘤

黄褐斑

> 梅核气、乳腺增生、子宫肌瘤，这一系列问题都相当于是同一棵树上结的果子。

问是怎么回事儿。因为在老一辈的观念里，黄褐斑只在女性怀孕的时候才长，她还待字闺中呢，为什么会长斑？我告诉她就是因为郁，父亲的去世让她悲伤、压抑，肝气因此郁结了，脸上的黄褐斑也是她伤心的证据，不是用化妆品就能粉饰掉的，必须疏肝解郁。

黄褐斑之所以曾经被认为是妊娠斑，甚至有人借此来质疑女人的操守问题，是因为在过去，女性没有这么多生活压力和情感诱惑，不过是"深居闺帷，每每情志郁结"。对当时的女人来说，身体激素波动最大的莫过于怀孕，那是她们长斑的唯一时机。现在不同了，即便是"剩女"，即便独身到底，她们接受到的外界刺激也已经今非昔比。每种刺激都足以调遣体内的激素，产生和过往的孕妇才有的激素峰谷差距，这种跌宕让女人长斑是再自然不过的事儿。不独此，梅核气、乳腺增生、子宫肌瘤，这一系列问题都相当于是同一棵树上结的果子。很多女性是这一系列疾病的共同罹患者，哪种病都没躲过去，原因无他，就是因为肝郁了。而这还不是最严重的，最严重的是癌症。得癌症，特别是患有乳腺癌的女人，很少没有肝气郁的历史。

　　我们经常见到智力有问题的人，虽然不明人事，但身体很好，白胖对他们来说是常态。胖是因为心宽，白是因为肝气不郁，他们已经没有和现实较劲的能力和心思，也因此得以饶过自己。就凭这一点，他们的身体和皮肤的健康状态都是心事重重者所不及的。

淑女为什么总食积

　　我有一个朋友，是网站的高管，很斯文的一个女子，但她的案头总是摆着"保和丸""健胃消食片"之类治疗食积、消食导滞的中成药。按理说，这些药物最常用在贪吃，而且因为贪吃而消化不良的男孩子身上。这朋友我从认识她开始就没见她食欲特好过。她从没有什么特别想吃的东西，居然也会有食积问题？会的。和那些真的是"吃饱了撑的"的人相比，她的食积不是因为吃得过多，而是因为她的脾胃太虚弱了。对别人来说很寻常的食物，对她来说已经超标了，或者说超过了她脾胃的承受能力。这使她很无辜，没吃什么就被"积"住了。她脾胃虚弱的原因何在呢？就是因为肝郁，因为肝气太强了，愣是把脾胃"欺负"成虚的了。

　　我们常说的"上心火""动肝气"都是在遇到了不愉快的事件、情绪异常时发生的。两者所不同的是，"上心火"的时候一般是干着急、没办法解决。比如，春节回家，买不到火车票，想开车回家又赶上下雪，这时候的起急就是"上心火"。"动肝气"不是着急，而是生气，是因为一件事情而恼怒。如果这个人的脾气因此爆发了，骂人了，或者摔东西了，虽然有失教养，但这个人的火气好歹还是发泄出去了。如果这种情况发生在女人身上，而且这个女人还很要面子，不好意思和人家争执，恶气就可能自己咽下去了，没发出去的肝火就可能变成肝气郁结。

在中医五脏的关系中，肝是可以克伐脾的。只要肝气郁结了，没处撒气了，就要从脾上找撒气口，所以，很多人脾气虚，其实最早都是从气上得的。主要症状就是食欲不振或者食不甘味，问题都出在脾胃、消化和吸收功能上。

人体有个"第二大脑"，就位于胃肠神经上，也称为"腹脑"。之所以有这个称谓，就是因为在人体的各大器官中，胃肠消化系统，也就是中医说的"脾胃"，和情绪的关系最为密切。它们像大脑一样，可以因为情绪而影响功能。比如，有人请你去吃顿大餐，坐在餐桌边上时，你突然接了个电话，领导批评你工作没做好，第二天要返工，即便是再丰盛的菜肴，你也肯定马上就没胃口了。如果这样的情况经常出现，你的消化功能就可想而知了。所以医生总是告诫家长，不要在饭桌上教育孩子，也是这个道理。

多年前我在医院实习的时候，看到过一个心理有点儿问题的年轻人。他因为长得不好看，很自卑，更不愿意结交朋友。可偏偏他们家的客人很多，而且一来就在家里吃饭。每当此时，这个年轻人都匆匆地躲到厨房里去，一个人把饭潦草地吃下去。他来医院是因为胃痛，我们做胃镜检查时吓了一跳，包括我的老师在内，谁都没见过那么大的胃溃疡！这是一种很严重的胃病，如果不控制，这样大的溃疡是会癌变的。究其原因，就是因为长期的情绪不畅，而且这种不畅总是发生在进餐前，是心理因素造成的身体问题。

还有一种情况是，虽然没有突然而来的恶性刺激，但每天的神经都绷得紧紧的。比如，现在的很多白领，竞争压力很大，要揣摩上司的心思，要跟同事进行沟通，很难有时间让自己彻底放松，郁闷是一种常态。久而久之，这也是对脾胃的克伐，会造成脾虚。

我们都知道"肝肠寸断"这个成语，其实它的来历也能说明心情和脾胃的关系。据说在三国时期，有军队坐船过三峡，那里有很多猴子。有个士兵从一只母猴怀中抢了一只小猴子上船，那只母猴一直在岸边飞跑着追，追着追着突然倒地毙命。人们感到很奇怪，就把这只母猴解剖了。结果发现，母猴的肠子都断成一段一段的了，于是就有了"肝肠寸断"这个成语，用来形容悲伤欲绝。

这也是心理、情绪对消化系统影响的最好例证。

中国人普遍具有内敛、隐忍的个性，中国文化也从不提倡张扬，始终提倡的是"内省""克己"。在"克己"的过程中，我们就可能将一些怨气压抑下来。长此以往，就为脾气的被克伐、为脾气虚队伍的"壮大"提供了可能。有个词叫"傻吃憨睡"，无非是形容那些心思少、很外向的人才会很能吃，因为他们的脾胃没有被克伐。

我前面说的那个朋友，只要稍微吃一点儿硬的米饭、凉点儿的菜、油腻点儿的肉，就会消化不了，所以才离不开助消化的药物。实际上，这种纯粹的助消化药只能解决这一顿的问题。她如果想从根本上解决脾胃虚弱的症状，首先要放自己一马，不在工作中为难自己，不要对自己有过高要求，这样就少了因为达不到目的而带来的失落和郁闷。肝郁的机会少，脾胃"受气"的机会也就少了。如果这个问题怎么也改不了，就是要有一颗要强的心，那唯一的补救办法就是在这些消食药之外，再加一点儿疏解肝郁的药物。比如，到药店就能买到的"加味逍遥丸"，这是特别适合女性调养的药，专门针对肝气郁结。人是因为肝郁而郁闷，肝气不郁了，人也就逍遥了。可以用"逍遥丸"配"保和丸"来吃，前者是"杀杀"过火的肝气，后者是帮帮"受辱"的脾气。

中国人普遍具有内敛、隐忍的个性，中国文化也从不提倡张扬，始终提倡的是"内省""克己"。在"克己"的过程中，我们就可能将一些怨气压抑下来，长此以往，就为脾气的被克伐、为脾气虚队伍的"壮大"提供了可能。

⚹ 流泪也是条自救的甬道

　　元代名医朱丹溪除了发明"相火"理论外，对心理治疗也很在行。他创制了一种至今仍在用的药物，叫"越鞠丸"，就是为那些郁闷不舒的女人定制的。现在药店里卖的是它的变方，叫"越鞠保和丸"，这种药现在用于治疗因为情绪问题引起的饮食积滞、消化功能失调。

> **越鞠**
> **保和丸**
>
> 功能主治：疏气解郁，和胃消食。用于食积郁滞湿浊内
> 　　　　　生气致的胸腹痞闷，脘腹胀痛，嗳腐吞酸，
> 　　　　　恶心呕吐，饮食不消
> 主要成分：栀子（姜制）、六神曲（炒）、香附（醋制）、
> 　　　　　川芎、苍术、木香、槟榔

　　朱丹溪在创制这个方子时发现："一有拂郁，诸病生焉。"就是说，只要是郁闷就要化火，就要生病。"郁—火—病"这个公式是成立的。

　　在"越鞠丸"方子下面，朱丹溪记载了他治疗过的四个病例，她们的病全和感情有关系。其中一个是"许婚后夫经商二年不归"，"因而不食，困卧如痴，无他病，多向床里坐……"这段描述极具画面感，一副自闭的怨妇形象。怨妇所愿未遂，郁闷化火了，朱丹溪的诊断是"过思则脾气结而不食"。怎么把脾气的结打开呢？朱丹溪决定"以怒气冲之"。

　　中医将喜、怒、思、忧、恐这五种情绪叫作五志，分属心、肝、脾、肺、肾五脏。怒是属于肝的；思，也就是郁闷，是属于脾的。肝能克制脾，人生气的时候，肝的木气骤然生发，一下子就冲开了郁结的脾气。

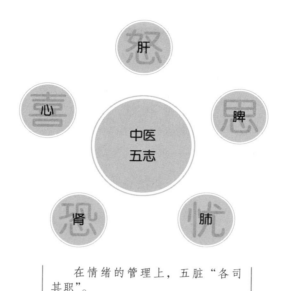

在情绪的管理上，五脏"各司其职"。

　　朱丹溪亲自出马，恶语相加，那怨妇被气哭了。朱丹溪让她哭了两个时辰，痛痛快快地流了眼泪，才让其父母去安慰她，然后那妇人吃了一服药就有了胃口。这种诱发流泪的办法我们现在也用，其实就是让人尽情宣泄，给郁闷一个出口，把郁积的毒素排出去，用激烈的语言刺激其释放负面情绪，指点新的希望，郁闷的心绪因此可解。

　　何裕民教授曾接诊过一位南方女企业家，将近 60 岁，事业很成功，拥有一个中型企业，员工有 1000 多人。偶因体检，发现罹患晚期肺癌，癌细胞已经多处转移。何教授的博客生动地记录了这个女人的精神状态：

　　"初见此企业家，一脸严肃，不苟言笑，也未流露任何恐惧或惊慌之态。笔者便好生安慰，疏以中医药汤方，并配合以靶向治疗……4 个月后的某天，她又来上海诊治。病情已经明显好转，已经没有了任何不适的感觉。所有指标的检查结果均提示：她的病情已得到有效控制，笔者不经意地说了一句'您安全了'。谁知一脸严肃、不苟言笑的她居然'哇'的一声哭了起来，许久才平静下来，弄得在场的陪同均愕然，束手无策。

"平静后，她一边擦着泪，一边不好意思地说：'抱歉了！我太激动了，我整整郁闷了130多天。自确诊起，我天天在数日子，除何教授您之外，所有的医生都说我还有3个月、90天，度日如年呀！而您却说我安全了，故一下子眼泪就流了出来！'"

何教授进一步建议她天天放声大笑或引吭高歌。她说，她一个人笑不起来，新的歌又不会唱。何教授便建议陪她来的女助手常常陪老板去唱唱卡拉OK，新歌唱不来，唱唱老歌也行！

自那以后，再一次来复诊，这个女企业家仿佛换了个人似的。她的助手告诉何教授说："老板到KTV唱起《潇洒走一回》的时候，那种泪流满面的动情让我们都感叹！""有一回她唱着唱着，大哭起来，越唱越哭，越哭越唱，唱到后来她放声大唱以后，情绪就好多了。"从那以后，这位企业家笑声不断，身体也日渐康复。

有心理专家研究发现，人悲伤时掉出的眼泪中，蛋白质含量很高，这种蛋白质是由于精神压抑而产生的有害物质。如果压抑物质积聚于体内，不随眼泪

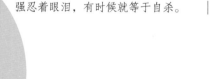

强忍着眼泪，有时候就等于自杀。

排出，对人体健康是不利的。所以美国的研究者认为，眼泪可以缓解人的压抑感，有一定的保健作用。

他们通过对眼泪进行化学分析发现，泪水中含有两种重要的化学物质，即脑啡肽复合物和催乳素，这两种物质仅存在于受情绪

影响而流出的眼泪中，在受洋葱、冷风等刺激而流出的眼泪中则测不出来。因而他们认为，眼泪可以把体内积蓄的导致忧郁的化学物质清除掉，从而减轻心理压力。

专家认为，女子的寿命普遍比男子长的原因，除了职业、生理、激素、心理等方面的优势之外，善于啼哭，也是一个重要因素。通常人们哭泣后，在情绪强度上会减低 40%。反之，若不能利用眼泪把情绪压力消除掉，会影响身体健康。因此，专家认为，强忍着眼泪有时候就等于自杀。

一直以来都有"眼泪能排毒"的说法，但是眼泪毕竟量很少，通过那点儿眼泪来排毒显然是不可能的。这种说法其实是在强调，人流泪的时候，情绪得以宣泄，是这种宣泄，而不是单纯的流泪能排毒。所谓宣泄，就是保证情绪通道的通畅，这对女性至关重要。

忘我也是一种心理自愈疗法

流泪是宣泄的重要途径，遇到情绪需要宣泄的时候，我们不要刻意憋着，这有利于情绪的平复。当然了，最好的办法还是避免产生不宣泄就不能活的情形。换句话说，就是不要为一点儿小事就郁闷、压抑、流泪。如果女性的心态能平静至此，所谓"百毒不侵"，很多疾病都可以避免了。做到这一点就需要长见识，"见怪不怪"的平静来自于见得多、识得广。所谓见多识广，这也是女性自我身心建设过程中的重要一环。

我很喜欢拿史铁生来举例子。他在年轻的时候就高位截瘫了，此后的几十年一直坐在轮椅上写作。因为截瘫，身体很差，所以他自己开玩笑说，他的职业就是生病。

其实史铁生在生病前是个很喜欢运动的人，个子也很高大，突然间被囚禁

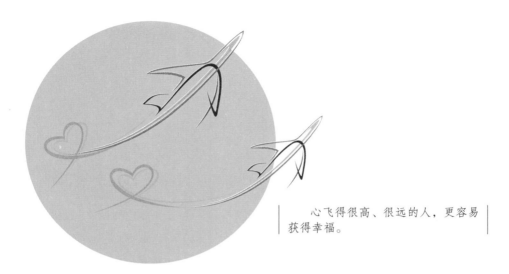

心飞得很高、很远的人，更容易获得幸福。

在轮椅上，这种境遇对谁来说，都是会郁闷终生的。史铁生也不是圣人，他能在艰难的情况下活下来，而且留下不朽著作，和他自己的心态调整很有关系。

史铁生说过的话中，我印象最深的是："刚坐上轮椅时，我老想，不能直立行走岂非把人的特点丢了？便觉天昏地暗。等到又生出压疮，一连数天只能歪七扭八地躺着，才看见端坐的日子其实多么晴朗……终于醒悟：其实每时每刻我们都是幸运的，因为任何灾难的前面都可能再加一个'更'字。"

一个人能在不顺利的时候仍旧知足，才能从低谷走向高峰，走过人生的坎儿。

怎么才能知足呢？这需要一个"对照组"。史铁生之所以伟大，就是因为他的身体可以被轮椅所困，但心可以飞得很远、很高。这不只保证了他的创作灵感，而且是对自身的一种关照。所以，他可以在自己身上找到"对照组"：他用瘫痪在轮椅上的日子，和因为压疮而只能躺着的痛苦做对比，就觉得自己每天的端坐就是幸运的，就因此而知足。作为常人，我们身边有很多"对照组"，我们也都能从中找到比自己要更不幸的人或事儿，让自己知足，鼓励自己坚持、不放弃。

很多地方培训干部时一定要去三个地方：一个是监狱，一个是医院，一个是火葬场。去监狱是想提醒人们，自由有多么珍贵，为了珍惜自由，大家要自律；去医院是提醒大家，健康是多么难得，拥有健康就已经该感谢命运了；去火葬场是为了提醒人们，活着多好，只要活着，其他都是身外之物……这种培训其实说到底就是帮助被物欲打搅的人们，将自己不断提高的欲望标准降低下来，不要再深挖"欲壑"了，通过欲望的合理定位而懂得感恩、知足。人有了知足的心态和能力后，很多事情就少了悲伤、哀怨的理由，人也就少了需要借助眼泪排毒的必要。

无论是史铁生自己的心灵建设，还是干部培训这类社会性活动，其实都是在培养足够高远的见识。只是干部培训的那种见识比较极端，但只要见识够了，确实可以减少很多近忧，"人无远虑，必有近忧"嘛。

之所以中医历史记载的很多女人都是病在气上，还是因为过去的女性基本生活在闺房之中，生活简单而狭窄，她们没什么见识。所以一件小事儿对她们来说也是天大的事儿，一个男人对她们来说就是整个世界，足以动气，足以流泪，甚至赔上一生。

很多人生病之后去打坐、参禅，这些修习中，都有一个技术性的训练环节，就是忘掉自我的存在，也就是大脑皮质放松掉对身体的所有管束，使身体的潜能在参禅中发挥出来，这就是参禅、打坐能治病的原因，这是狭义上的忘我的价值。广义上说，人之所以感到悲伤、想要流泪，是因为他关注的仅仅是自己，仅仅是"我"。在心理学上，"我"就是一个容器，专门装载忧愁、悲哀、痛苦。所以我们总说，"我感到悲哀""我很痛苦"，这些情绪总是和"我"紧密相连的。要想不悲哀、不伤感，只有把装悲哀的"容器"打碎，就是忘我，"我"被遗忘了，悲哀、痛苦也就无所攀附了。所以，心理学上给那些明明生活很优越，但总是感觉不到幸福的人的建议，就是去做慈善，帮助那些生活艰难的人。很多人在做慈善的过程中感到了幸福。为什么？首先他忘我了，对受助者生活困境的关注使他在一段时间内做到了忘我。就像现在很多老年人到公园里唱歌，用蘸水的墩布在地上写字，唱得、写得都很上瘾，经常忘了还得回家做饭。他们之所以废寝忘食，就是因为从"我"中走出来了，忘我地投入到一件他们热爱的事情中了。这个时候，痛苦、伤感也就被遗忘了。

帮助别人的同时，也是反观自己的时候。受助者的不幸就像我在前面说过的干部培训一样，给你一面镜子，让你感到自己拥有的一切值得庆幸，可以知足，逐渐地感到自己的不幸福、不快乐其实就是无病呻吟。之所以人们形容那些帮助他人者是"予人玫瑰，手留余香"，是因为这印证了帮助别人的过程也是个利己的过程。利他就是最高境界的利己，因为人在利他的时候是忘我的，是在打碎承载痛苦的容器。

见识的培养需要走出去，接触人和社会，这在越来越多的女性成为全职太太的现今，逐渐地成为一个需要注意的问题。其实，很多时候不是工作需要你，而是你需要工作；你不是需要工作的报酬，而是需要工作带给你的见识的积累。只有见识广了，你才不会只盯着自己以及自己的利益，这就是幸福开始的第一步。

第四章
女人·补

美丽的女人脾不虚

脾虚的女人

‖ 老得快 ‖

　　生活只要一动荡，身体中最先受影响的就是脾胃，脾气就会跟着受累、变虚。有人曾统计过，一般慢性病的发展过程中，87.9% 的人出现了脾虚，由此可见脾虚的普遍性。而女人面容开始憔悴，头发开始脱落，乳房、臀部不再丰满等变老症状也和脾虚有关。脾气强健的女人，肯定是线条紧致、气色很好的。只有在年轻时就养成健脾的习惯，脾虚带来的容貌和身形改变才可以减轻，甚至避免。

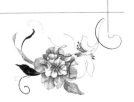

治虚先补益，补脾是关键

　　《黄帝内经》认为：人是一种适合黄色的"虫子"。黄色入脾，脾又属土，这就意味着无论什么疾病、什么样的治疗方式，都应该"从土着手"，也就是都要重视脾气的作用，从保护脾气、补益脾气入手，特别是女性，可以随时从补脾开始。因为脾虚是中国人，特别是中国女性普遍存在的问题。

《黄帝内经》说：人是一种适合黄色的"虫子"

　　很多要自学中医的人，都想拿《黄帝内经》当教材。其实，《黄帝内经》不是简单的中医教科书，其中具体的诊疗技法是很有限的，却涉及了中国文化的诸多领域，所以不是一个可以指导操作的"地方法规"，而是相对形而上的、纲领性的大法，类似于中医的"宪法"。比如，《黄帝内经》里就讲到了，生物可以分为五类：毛虫、羽虫、倮虫、介虫、鳞虫，分别属于木、火、土、金、水。其中，人属于倮虫，而倮虫属土。作为一种属土的生物，《黄帝内经》的理论认为：人是一种适合黄色的"虫子"。

　　既然作为生物的人适合黄色，又属土，那就意味着无论什么疾病，无论什么样的治疗方式，都应该"从土着手"，比如，从土中求金、求水、求火、求木，土是其他四种元素的基础。"从土着手""从土论治"是中医治疗很多疾病的大法，其实就是无论治疗什么疾病都要重视脾气的作用，甚至都要从保护脾气、补益脾气入手。

中国的文字和中医有微妙的关系，都反映了中国哲学里蕴含的哲理。

中国人的生存是离不开土的，我们的先辈描述自己的基础生存状态时说，靠的就是在"土里刨食"。中国人说一个人的命运不顺时，一般都说"命运坎坷"，遇到"坎儿"了。"坎"这个字形容的是道路不平，之所以不平，是因为土少了，把绊脚石露了出来，人走起路来就要摔跟头。从"坎"的结构上，我们就能看出，所谓的"不顺利"就是欠土了，土不足所以命运不顺。

> "坎"这个字形容的是道路不平，之所以不平，是因为土少了，把绊脚石露了出来，人走起路来就要摔跟头。从"坎"的结构上，我们就能看出，所谓的"不顺利"就是欠土了，土不足所以命运不顺。

中医把五脏分属五个元素，心对应火，肝对应木，肺对应金，肾对应水，脾对应土。与命运、生死攸关的"土"这个元素，偏偏和脾联系在一起，可见脾在五脏中的特殊地位，也可见脾对健康之重要。

之所以如此，首先因为中国是农耕民族，饮食结构决定了脾气的重要性；其次，因为中国民族是个安静内省的民族，与崇尚武力，相对外放、张扬的西方人不同，我们的强项是心，是思维，而不是力，不是肌肉。所以主管着力、主管着肌肉的脾，既是重要环节，也是中国人身上最容易出问题的薄弱环节。因此，我们只要谈健康、谈衰老，不论男女，就不可能离开脾气。

因为这一点，属土的脾胃才被中医给予了"后天之本"这么高的"职称"；也是因为这一点，金元时期的名医李东垣才写出了中医里程碑式的经典著作——《脾胃论》，从脾胃里找众多疾病的原因及治法；也是因为这一点，汉代名医张仲景的《伤寒论》

中有 112 个方子，用药不过百味，常用的更是只有几十种，但甘草却在 70 张方子中都用到了，是使用频率最高的一味。

很多人以为药方中用到甘草只是为了调和药性，其实，甘草的更大价值是补脾。因为甘草是黄色的，味甘，黄色和甜味都是入脾经的。每个方子都用上入脾经的甘草，就是为了在治疗疾病的同时不忘保护脾胃，可见中医对脾气之重视。

再说回《黄帝内经》。

《黄帝内经》提到养生食物时，是把粮食排在第一的。所谓"五谷为养，五果为助，五畜为益，五菜为充"，意思就是谷物（主食）是人们赖以生存的根本，而水果、蔬菜和肉类等都是作为主食的辅助、补益和补充的。"五谷"包括稻、麦、黍、稷、菽，就是大米、小麦、黄米、小米、黄豆。从中医的角度讲，"五谷"都入脾经，把养脾的"五谷"放在第一位，再次验证了脾气在中医理论中的重要性。

读者可能注意到了，我在前面的文章中，有时候说"脾气虚"，有时候却只说"气虚"。有些气虚的人可能也会问："上火的时候分心火、胃火、肝火。我的气虚到底是肺气虚、心气虚，还是脾气虚呢？补脾气能不能解决所有气虚问题？"

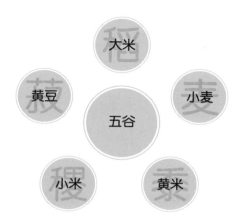

答案是肯定的！气虚者主要虚在了脾。补气重在补脾气，补脾气就等于补了五脏之气。

之所以一个脾气就能统领所有气虚，这里边不仅有"土生万物"的逻辑，中医经典著作《黄帝内经》中更是明示：万病要"从土中求治"。这个理论已经点明：脾气是其他脏腑之气的基础，而现在的临床实践也证实确实如此。

有人曾统计过：一般慢性病的发展过程中，有 87.9% 的人出现了脾虚，可见脾虚的普遍性。而中医治疗气虚的"四君子汤""六君子汤"，治疗肺气虚的"玉屏风散"，治疗心气虚的"养心汤"，甚至外科用来治疗虚性疮疡的"托里消毒散"，以及五官科治疗慢性鼻窦炎的"温肺止流丹"，主要组成的药都是人参（党参、西洋参、太子参）、黄芪、白术、茯苓、山药、扁豆，这些全都是入脾经的补脾气药物。可以说，补气其实就是补脾气，气虚者补脾气就足够了。

中国适合全民补脾

现在的人都讲究进补，五脏六腑从何补起呢？如果你有非常明显的肾虚、心虚症状，可以针对性地进补。其他人，特别是女性，都可以随时从补脾开始，因为脾虚是中国人，特别是中国女性普遍存在的问题。

比如，你特别容易感冒，即便天气不热，平时动不动就出汗，而且一吹风就病了，这种娇弱的体质最适合补脾。因为脾为肺之母，所谓"母肥儿壮"，脾气强壮了，肺气就不虚了，免疫系统功能也就增强了。

再比如，你特别容易失眠，还经常头晕眼花，中医辨证可能属于"心血虚"，那也该从补脾开始。因为只有脾气足了，吃进去的营养才得以化为阴血，心血才能不虚。总是"流落街头""居无定所"的心神，才能在充足的心血中"定居"

下来，人也就睡得着了，这种人最适合的中成药就是"人参归脾丸"。如果想找一个适合中国人普遍使用的补养办法，"全民补脾"是最靠谱的。

补脾的药物不同于补肾、疏肝、清心的药物，性质一般都很平和，其中食药两用的很多。也就是说，很多补脾药既是食物也是药物，比如山药、莲子、小米、薏苡仁、芡实、大枣。因此，补脾是最适合在生活和饮食中体现和进行的补益方式。

> 如果想找一个适合中国人普遍使用的补养办法，"全民补脾"是最靠谱的。

特别是粮食类的食材，尤其适合脾虚的人吃。从西医角度讲，粮食是食物中最容易消化的，而脾气花在消化粮食上的能量是最低的，远远低于消化蛋白质、脂肪。医生现在对糖尿病人的饮食控制，也要求他们一天热量的 60% 都要来源于粮食。过去那种为了保持血糖不偏高，而用蛋白质代替粮食的做法已经被否定了，而是要在控制总热量的基础上，保证每天粮食的摄入。因为对粮食的低能量消化过程，是身体的节能过程，这就是对脾气的一种节约。不伤脾气，就是在呵护"后天之本"。

"五谷"中，小米、黄米都是黄色的，是入脾经的，放在第一位也是为了强调脾胃的重要。脾胃不好以及因为脾胃不好而气血不足的人，应该长期吃小米、黄米。如果按中医的药性划分，小米和黄米都是性温、味辛的，所以比较适合早上吃，比如，早上喝一碗小米粥就很符合养生理论。传统中还有"上床萝卜下床姜"的说法。性质温热的姜也是入脾经的，建议早上起来吃，因为早上的时候，人体内的阳气初生，脾气还不蓬勃，需要扶助，以帮助它为即将忙碌一天的脏腑提供能量。所以很多懂养生的长寿老中医都有早上喝小米粥、用生姜做小菜的习

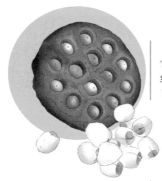

莲子为睡莲科植物莲的成熟种仁，味甘、涩，性平，归脾、肾、心经，有清心醒脾、补脾止泻、安神明目、补中养神、健脾补胃等功效。

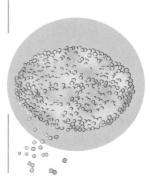

小米为禾本科植物粟的种仁，味甘、咸，性凉。归肾、脾、胃经，有健脾和胃、补益虚损、和中益肾、除热解毒等功效。

惯，这都是基于补脾的这个原理。

种过小米的人都知道，小米产量低，而且很消耗土地，种几年就能使肥沃的土地变得贫瘠，可见小米对土壤中的营养"掠夺"得有多彻底，它吸收的营养有多丰富！同样作为种子，一粒小米和一粒玉米将来都要生长为一棵植物，自然是体积小的小米中的精华多于玉米，这也是为什么小米一直是中国人补虚时的首选，因为它最大限度地吸收了土壤里的精华。

牛奶和粥，哪个更养人

6个月到2岁的孩子，到了秋天会没有缘由地腹泻，这在医学上称为"秋季腹泻"，是由一种"轮状病毒"引起的"自限性疾病"。众所周知，病毒引起的疾病目前尚无特效药治，因为病毒变异得太快，但好在这类疾病属于"自限性"的多，一般一个星期就会不治而愈，比如秋季腹泻、病毒性感冒等。但是，这些腹泻的孩子在等待痊愈的过程中，有什么药物或者食物可以帮助他们熬过腹泻严重的那几天呢？

儿科医生推荐的就是小米粥，或者是小米汤上的米油。首先这是糖类（碳水化合物），最适合用来给腹泻的孩子补充热量，同时小米是入脾经的，对这些孩子来说，补脾尤其重要。而且医生强调的是，先要把小米放在铁锅里炒到颜色稍微变深一点儿，注意，不加油，直接在锅里翻炒，颜色变深之后会有点儿香味出来，这个时候再用它来熬粥，健脾的效果就更好了。如果你是个脾虚的人，每次熬小米粥之前也将小米炒炒，补脾的效果就更好了。

大枣肉也是黄色的，也入脾经，用它熬的粥以前是专门给虚弱的产妇喝的，因为分娩之后，人会气血双虚。对虽然不是产妇，但面色常年发黄、没有光泽的"黄脸婆"来说，她们的身体状况和产妇大同小异，都是气血双虚，只是程度上的差异而已，她们要想皮肤好，首先就要把脾气补上去。因为中医说的脾是主运化的，所谓"运化"，就是将食物中的营养吸收，并且运送到周身，其中也包括运送到皮肤。如果脾气虚，首先是无法吸收营养，其次是无法将本来就吸收得不多的营养输送出去。所以，我们经常见到怎么吃都不胖，或者怎么用补品脸色也不好的人，这都是因为脾气太薄弱了。

很多女性吃大枣的目的是想补血。事实上，如果单纯为了补血，大枣的效

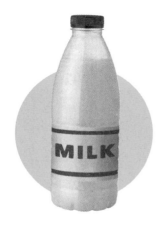

牛奶 PK 粥

你觉得哪个更养人？

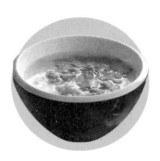

果肯定没有猪肝、动物的血以及瘦肉的效果好，因为植物性食物的补血作用没有动物性食物那么直接。你要想靠吃大枣把血色素补上去，估计血糖也要上去了。而大枣的价值其实是补脾，脾虚补上去之后，自身的消化、吸收能力增强了，生血能力自然也增强了，这才是中医补血的真正内涵，就是补血、补脾。

如果你问我，牛奶和粥，哪个更养人？在今天的饮食条件下，我可能会选择粥。牛奶的价值在于它的优质蛋白。但是，对现在的中国人，特别是都市女性来说，蛋白质的摄入不是不足，而是超标。我们已经过了靠牛奶强壮一个民族的贫困时期，甚至对牛奶之类高蛋白的摄入量都需要进行控制了。

另一个理由是，人体对蛋白吸收的成本要比吸收淀粉类的粮食高得多。也就是说，想要达到牛奶养人的目的，人体在吸收过程中是要花气力的。但是粥就不同，我们知道糖尿病病人是忌讳喝白米粥的，因为人体对它的吸收太快，血糖会因此而迅速上升。但是粥的这个特点恰恰是它的养人之处，人体吸收粥的营养最快、最直接、最没有消耗，也是最节约脾气的。所以，中医在讲述各种虚症的时候都有个食疗建议，叫"糜粥调养"，就是用软糯的稀粥调养身体很虚弱、脾气很虚弱的慢性病人。很多长寿老人在介绍自己的养生妙法时，都会提到喜欢喝粥，甚至几十年都坚持每天晚上喝粥，这种饮食方式可以视为对生命力的一种节约。

很多脾虚的人急于改善体质，吃各种补药，但很快自己得出结论——"虚不受补"。不是吃了消化不了，就是虚的问题不见改善，这就是因为脾气这个"运输中枢"能量不足，没有周转起来，没调度好。路没修好，车多了就会堵，欲速则不达。而用小米、大枣以及加了各类补脾药熬的粥，采取这种缓慢柔和的方式对脾气进行补养，就不会产生虚不受补的问题。由此我们也可以看出，补脾其实是一个每天都在进行，每天也都该进行的保养环节。而且不需要重剂量、烈药材，只要坚持，持之以恒，脾气虚的问题就可以改观。

暖冬必备——黄芪桂枝汤

心绞痛和心肌梗死都是冠心病的症状，只是分属于不同阶段。医学上认为，心绞痛就是一次"流产掉"的心肌梗死。如果这次心绞痛时你及时吃药了，或者你及时休息了，没再继续让心脏过分劳累，心脏的血管及时扩张、血液也及时供应上了，你的心绞痛就会好转，你也就躲过了一次心肌梗死的危险。如果没能及时吃药，或者发生了心绞痛，自己却没意识到，还在做一些增加心脏耗氧的事情，比如，还在过量地运动，还在生气，甚至还在大量喝酒、饱餐，心脏就要继续拼命供血以满足这一切，血管的供血不足就会加剧，会致命的心肌梗死就可能接着发生……所以，每一次心绞痛都可能恶化为心肌梗死。心绞痛出现的次数越多，恶变为心肌梗死的可能就越大。

> 要想改变手脚冰凉的状态，从年轻时，我们就应该开始调理。用中医方式来治疗的话就要补益阳气，这里面其实有两个概念，一是温阳，一是补气。

而一个气虚的人，他的冠状动脉的供血也可能始终处于低灌注状态。也就是说，心脏的血液供应总是不够的。他稍微一运动，心脏的供血需要量就增加。而他本身又没那么强的供血能力，所以在别人眼里看似很平常的体力活动，对他来说，都可能引发心绞痛，甚至心肌梗死。

其实这种人是很吃亏的，他可能根本没吃什么大鱼大肉，饮食上很节制，为了养生，口福也没多享受。但是这样做也没用，即便他的冠状动脉没因为血脂高而堵塞或者变得狭窄，他的心脏没有足够的泵血能力，相对完好的冠状动脉仍旧会因为血液流量不够而出现缺血，而且会因为缺血而引起心绞痛。

这种人除了很无辜地罹患上冠心病之外，还有一个经年依旧的问题，就是四肢不温，不论冬夏，手脚总是凉的。这也和四肢血管的血液灌注不足有关系，所以，解决他们的手脚不温问题其实就是对冠心病的预防。

要想改变手脚冰凉的状态，从年轻时，我们就应该开始调理。用中医方式来治疗的话就要补益阳气，这里面其实有两个概念，一是温阳，一是补气。

气虚和阳虚可以是同一个方向上的不同阶段，气虚是功能不足，阳虚是能量不足。气虚继续发展，可以严重到阳虚，所以温阳的药一般都比补气的性质要热、药力要猛，比如，附子、肉桂一般会用在火力虚弱到极致的衰微病人的急救上，不能作为补养药长期、大量用。

虽然中医擅长治疗慢性病，但仍旧有很多可以应急的药物。附子就是其中之一，它是可以治疗心力衰竭的。现在医院用的就有它的现代制剂，确实有起死回生的药力。但是，我们这里说的手脚冰凉，虽然是因为气虚，甚至是夹杂阳虚了，但这还是一个缓慢的进程，所以也需要相对缓慢和长久的补养，附子、肉桂之类药性猛烈的药物就不适合了。能补气温中的黄芪是个好东西，因为黄芪是入脾经的，是补脾、补中气的君药。它能帮助鼓动心脏的肌力，使心脏搏动有力了，可以把血送到肢端，手脚自然温暖了。

在黄芪的基础上，我们可以稍微加点儿温阳的药物，比如说，选择性质相对和缓的桂枝。桂枝和肉桂都是桂树上的一部分，肉桂是树皮，桂枝是它的细枝。桂枝的作用比肉桂温和，而且能协助黄芪帮助血液通达到手脚末端，每次用黄芪 10 克、桂枝 5 克煮水，每周有 3 天喝这种水，就能和缓地改善你的心功能。这个药方性质偏热，如果你这几天舌苔很黄，就要停几天，等舌苔干净了再用。如果是感冒了，这个药也要暂缓服用，先要把感冒的外邪清除干净了才能继续。如果你用了这个方子之后觉得口干，有点儿上火的现象，但手脚的冰凉状态改善了，那就说明很对路，可以将药汤放凉了再喝，能牵制一下药物的热性。

虚胖和干瘦之人都适合常吃的保养药

生活只要一动荡，身体中最先受影响的就是脾胃，脾气就会跟着受累、变虚。

脾包括西医讲的消化系统，它对情绪的反应比身体里的其他任何器官都敏感。因此，医学上甚至有"腹脑"的概念。这个理论提示着，人体的脾胃可以敏感到和大脑相比的程度！

美国哥伦比亚大学解剖学和细胞生物学教授迈克尔·格肖恩还专门在他的《第二大脑》中提出：每个人都有第二个大脑，负责"消化"食物、信息、外界刺激、声音和颜色，这个"腹脑"就位于胃肠壁的神经丛。在一次手术中，中国的脑外科医生王锡宁发现：人体的脑组织外观上的皱褶，竟然与肠组织外观的皱褶惊人地相似……凡此种种都证实了消化系统，也就是中医说的脾胃是最容易受情绪、心理影响的。

比如，我们已经坐在餐桌前了，眼前全是美味，结果突然听到了一个令人悲伤或者紧张的消息，就算面前摆的是我们最喜欢吃的菜，肯定也胃口全无，这也是俗话说的"添堵"吧。我见过一个例子，一个原本很壮实的摄影师，在体检的时候很意外地发现了癌症，但是从体质上，他没有任何不适的感觉。发现癌症后的一个月里，他居然瘦了十几斤，最后还没进行治疗就去世了。难道癌症在最后一个月时间里突然恶化了？不全是，这和一个月十几斤的消瘦速度一样，其实都是因为突然的精神刺激伤了脾，脾气伤了是他不治的根本原因。

试想一下，如果几年的时间里，人始终处于这种紧张、悲伤、不安定的状态中，他的脾胃肯定要受到更加严重的伤害了。李东垣就是目睹了当时不安定的生活对时人脾胃之气造成的影响而写了《脾胃论》，"补中益气汤"也就应运而生了。"补中益气丸"这种药也是现代人可以经常服用的补脾药，因为现代人的精神压力是常年，甚至是每天都存在的。

但是，如果仅仅按照"补中益气丸"药品说明书上的"主治"去使用，比如，仅仅用这个药治疗胃下垂之类，这个经典名方的珍贵价值就没有完全发挥出来，因为李东垣在《脾胃论》中对这个药的注释是："气高而喘，身热而烦，其脉洪大而头痛，或渴不止，其皮肤不任风寒而生寒热。"如果我们能理解这一点，这方药就被真正用活了，它的价值也就真正得到体现了。

我有一个朋友，做网络的，很累，压力很大，人也很瘦弱，面黄肌瘦的。有一段时间，她总是在下午两三点钟就开始发烧，体温会在38℃上下，心里也觉得很烦，想喝水。一开始，她以为是办公楼的密闭环境引起的燥热，但是她又不敢站在窗边，有点儿凉风吹过来，她就觉得浑身发冷，本能地很怕风吹。很多女性都有这个现象，严重的甚至几年内都持续低热。一开始她们还很紧张，担心是血液病之类的。但到医院检查后，各项指标都没发现问题，可就是一到下午，人就开始发烧、头疼，人也被烧得很疲惫。如果休息得好一点儿，哪天不忙，体温可能就低一点儿。人越累，越容易发发烧。

其实，这些症状更符合气虚的特点，就是李东垣所说的："身热而烦……其皮肤不任风寒而生寒热。"结果，她吃了半年的"补中益气丸"，无名的低烧真的就消失了。

无论是失眠、头疼，还是发烧，中医辨认它属于实症还是虚症时，有个标准——"烦劳则张"，"张"就是浮越在外的意思。只要人在活动之后、疲劳之时感觉症状加重的，往往都是气虚，都是身体各功能不足了，需要补。这种人早上起来就头疼，因为早上是阳气刚升的时候，头是"诸阳之会"呀，必须有阳气的供养才能耳聪目明、头脑清醒。这种气虚的人，本身就虚的阳气，在早上能供给头脑的就更少，所以往往是早上起来就开始头疼，特别是起得早一点儿的时候。但是到了下午，活动多了，又耗气了，阳气供养再次不足，头疼的问题又可能出现，"补中益气汤"也可以治疗这种虚性的头疼。

我之所以说这个方子可以常服，这和李东垣的个性有直接关系。有话说，"医如其人"，意思是医生看病、开方的风格和他的个性很像。据古典上记载，李东垣为人周全、自律、严谨。有人不相信他的操守，一次请客时特意让妓女对其进行挑逗，李东垣哪受得了这个？把妓女拽过的衣服扔掉之后愤然离席，恪守他的严谨风格。

他的方子也很像他本人，都开得稳健、周全、缜密，作为长期调养服用往往是安全的。只要你是个很容易疲劳，到了下午说话都有气无力的，稍微运动就接不上气，而且出汗严重的人，不管是脂肪多于肌肉的虚胖之人，还是肌肉单薄的干瘦之人，如果还有消化功能弱、稍微吃多点儿就堵在胃里、大便经常不成形、舌头质地偏淡、舌体偏胖等症状，"补中益气丸"就很合适，可以作为你常吃的保养药。但是，要通过"补中益气汤"来改善脾气虚的体质，至少要服用一两个月，因为脾气的伤害、虚损也是"冰冻三尺"之寒呢，是漫长的不规律生活的恶果。

治感冒也要具体问题具体分析

我见过一个爱出汗的孩子，刚上小学，只要一活动就满头大汗。每次出去游玩，她妈妈都先得找到一个有干手机的洗手间，因为这孩子需要不断去那里把被汗水打湿的头发吹干，否则就要感冒了。

孩子似乎比大人更容易出现爱出汗的毛病，很多人觉得这是孩子缺钙导致的。事实上，以现在的饮食条件，中国孩子的缺钙问题远没有大家以为的那么严重。像出汗这么严重的孩子也不是因为缺钙，而是因为气虚，其中包括肺气和脾气，一般中医会诊断说是"脾肺气虚"。

在中医五行中，脾属土，肺属金，土生金，所以脾气是肺气之母。鉴于这种关系，这两个脏腑是互相影响的，最常见的就是脾气虚累及到肺气虚，这种累及的最典型表现就是出汗多。

中医理论里，"肺开窍于皮毛"，皮毛、毛孔的功能正常与否和肺气的强盛有直接关系。肺气强的时候，就能摄住出汗的毛孔。肺气虚了、约束不足了，人的第一个表现就是汗多。与此同时，中医讲，"肺主卫外"，意思是肺气可以帮助身体抵御外邪的侵袭。肺气强的时候，好像在身体外边竖起了一道"藩

● 玉屏风口服液 ●

玉屏风口服液里面就黄芪、白术、防风这三味药，因能帮助身体建立起抵御外邪侵袭的一道"屏风"而得名。如果你是一个很容易感冒，平时动不动就出汗的表气虚的人，在感冒流行之前，坚持吃一两周，这比看似针对病毒的板蓝根冲剂更有效果。

篱"，保护着身体；肺气一虚，这道卫外的"藩篱"就不牢固了，首先表现出的就是连汗都"把"不牢了，中医术语叫"固摄不住"。而汗多的人也往往容易感冒，不仅因为汗没及时擦干又着风了，还因为他本身抵抗力就弱，就算你"擦"干了汗，但毛孔的"卫外"能力不足，还是很容易被病毒、细菌击中，容易感冒。

在肺气虚的过程中，脾气虚起了"助纣为虐"的作用。因为身为"母亲"的脾气不足，作为它的"儿子"——肺的状况就容易受影响。所以肺气虚很少单独存在，一般都和脾气虚同在，导致"脾肺气虚"。这种人有"三爱"——爱感冒、爱出汗、爱疲劳，其中的疲劳就是脾气虚的典型症状了。

一个人如果总觉得自己气不够用，没干什么重活却老是觉得提不起精神、拿不出力气来，而且特别爱出汗，多是在白天。这种汗不是因为天热引起的，也不是因为穿多了、热饮热食引起的，就是无缘无故地自己出汗，我们就叫它"自汗"，这就是脾肺气虚的表现。像这类人群，可以到药店里去买点儿"玉屏风口服液"，这是气虚人在感冒高发时期预防感冒最有效的方子。

根据这个方子的理论，你还可以自我变通一下做个"山寨版"的。我有个外甥女，二十几岁，平时面色就偏白，而且不是有光泽的那种白，而是㿠白。㿠白和淡白不一样，淡白给人感觉是浅浅的白，脸上没有血色。㿠白则是白，而且有虚浮、肿胀的意思。肺的颜色是白色，肺气不宣的时候，皮肤会出现肿胀的现象。比如，咳嗽严重的人，脸都可能会被咳肿了，所以，㿠白的面色往往是肺气虚的表现。最严重的肺气虚症状就是哮喘引起的咳嗽，当哮喘急性发作时，病人的面色都是㿠白的。

我的这个外甥女就特别爱感冒，后来我开了个方子让她每天吃，就是10克黄芪连同3枚大枣煮水，每天下班回家后喝。与此同时，每天下班后的第一件事，除了洗手，还要洗鼻子，把寄居在鼻子中的致病菌及时冲洗掉。如此坚持了半年，从此以后，感冒真的就没找来过。

黄芪和枣都是补气的，补肺气、补脾气。我在前面说了，肺和脾经常一起虚，因为在中医的五行中，脾是肺的"母亲"，肺气虚的时候，要想根本改善，你就要从培补脾气做起，"母肥儿壮"嘛。

补阳气，女人永葆青春的秘密

> 所谓"天之大宝，只此一丸红日；人之大宝，只此一息真阳"。意思就是说，万物生长靠太阳，人体生长靠阳气。阳虚，人体没有能力蒸发水液，喝进去的水就存留在身体里，代谢不出去的废物也停留在身体里，这就是面容不紧致、身材变臃肿的真正原因。

仿日、韩时尚有点儿"东施效颦"

我在前面就一直说，无论是身体的保温，还是饮食上忌寒凉，这些对女性来说都很重要。但每次我说到这里时，总有女孩子心有不甘地问："人家日本、韩国的女孩子，生活的环境比我们的要冷，穿得却比我们少。冬天穿短裙、丝袜的大有人在，难道人家就不会生病吗？"

我觉得这样的想法就是一种东施效颦。

首先，日本的富士山是座活火山，之前日本大地震的时候，富士山都有爆发的迹象。因为有这样的活火山。所以日本的地气很热，而日本有世界闻名的温泉也是因为这个道理。另外，你可以看看日本的饮食习惯，各种刺身之类的生食是他们流传多代的饮食习惯，包括寿司，也一定要吃凉的。只有凉，才能保证寿司味道的正宗。为此，日本的寿司师傅一般都是男性，因为他们发现女性的手比男性的手的温度要高，热手做出来的寿司就不地道了。为什么这种生

为什么日、韩的女孩能穿短裙、丝袜，喝冷饮，而中国女孩不行？

日本人 可行原因

· 富士山这座活火山提供了足够热的地气，日本人需要通过生冷的食物来压制、中和热地气。

· 穿短裙时做好了腹部的保温工作，比如贴"暖宝宝"。

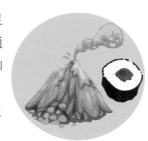

韩国人 可行原因

· 韩屋采取地板采暖的形式，韩国人回家后席地而坐就能驱散体内的寒气。

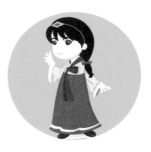

中国人 不可行原因

· 中国没有日本那么热的地气，生食、冷饮的饮食习惯会给身体积攒更多的寒气。

总之，人的体质会本能地亲近和选择一种最适合自己的饮食方式。

食、冷食的习惯唯独会在日本延续下来？因为日本人要通过食物来缓和他们脚下的热地气。

但是在中国，从北方到南方，流传最广的一种饮食方式是什么？肯定不是什么凉拌菜，而是火锅，可能样式各有不同，但不外乎是要用火温热着整个用餐过程。很显然，中国人的身体特点，帮助他们本能地亲近和选择一种最适合自己身体的饮食方式。因为我们没有日本那么热的地气，这一点就足以说明，中国女孩为什么要忌食生冷了。

再透露一个小秘密，我的很多同学在日本行医，开针灸诊所。他们发现，日本女孩子看似穿得很少，其实在关键部位都做了保温工作。她们会用一个橡皮膏样的、能自动发热的东西贴在小腹上，在穿短裙的时候尽可能地为腹部保温，而这就是几年前才传到中国的"暖宝宝"。但我们的女孩子只看到，并效仿人家美丽抗寒的外表，这难道不是东施效颦吗？

所谓"一方水土养一方人"，这句话其实暗含着一个道理：人和环境是相互选择和造就的。你是中国人，体质早就被基因决定了，而这种体质本身就已经被生存环境造就了。

再说说韩国。我们知道韩屋是地板采暖，韩国人回家有席地而坐的习惯。我去韩国时，在这种样式的餐馆吃过饭，真的很舒服，外边感受到的寒气只一顿饭的工夫就被赶走了。但中国的地热采暖是近几年的事儿，即便有地热采暖，中国人也没有回家坐在地板上的习惯呀，你身体里的寒气因此缺乏驱散的机会。

所谓"一方水土养一方人"，这句话其实暗含着一个道理：人和环境是相互选择和造就的。你是中国人，体质早就被基因决定了，而这种体质本身就已经被生存环境造就了。体质和环境之间需要严丝合缝地相应，只有这样，人才能在物竞天择的自然淘汰下生存下来。所以，如果你违背了这个规律，虽然不至于被淘汰，但疾病就变得难以避免了。

"五苓散"是阳虚女的皮肤紧致剂

女人抗衰老时首先想到的是除皱。事实上，皱纹的祛除还是有很多办法的。实在不行还有"肉毒素""玻尿酸"这类整形办法，前者的作用原理是使能出现皱纹的神经麻痹，不再能支配表情肌，后者索性将更深的皱纹填平。但即便如此，经过"人造"后的无皱面容仍旧和青春面容有区别，就是因为变老之后，首先出现在面部的问题是线条不紧致，整张脸看上去膀膀胀胀的。所以某家化妆品公司的广告词就是能使皮肤"提拉紧致"，通过提拉紧致，使皮肤恢复到无痕的状态。事实上，"提拉紧致"的效果绝对不能靠外用的那么点儿护肤品抹出来，关键是要消除不紧致的原因。

西医发现，40 岁以上的女性中，大约有 1/10 出现了甲减问题，即"甲状腺功能减退症"。大家可能更熟悉另一种病——"甲亢"，即甲状腺功能亢进症。得甲亢的人普遍消瘦，或者说干瘦、脾气急、吃得多、口总是渴、想喝水、怕热、总是很烦躁，严重的，眼睛还会外突，这种病在女性人群中也常见。但是，对 40 岁以上的女人来说，甲减的发生率比甲亢还高，因为人们对甲减的认识少，所以总是将它的症状视为衰老的开始。

"甲减"的症状正好和"甲亢"相反，人会变得臃肿、虚胖、不想喝水、怕冷、情绪消沉。这些症状不一定全有，很多女性可能只是发现自己的身体变得臃肿了，面部变得不紧致了，而且比以前怕冷，这几点就足以提示你甲减的存在。所以，现在主张 40 岁以上的女性每隔 3 年要查查甲状腺功能。如果确实有"甲减"的问题，是需要补充甲状腺素的。只要补得当，这些早衰的迹象都可以缓解。

但是，很多女性虽然面容不紧致，却未必真的属于"甲减"行列。她们脸上虽然没有皱纹，但线条不再玲珑的问题却是存在的。这是因为甲状腺素相当于人体的活力素，体内活力素过多的时候就会导致甲亢，人就变得虚性亢奋。活力素不足或者相对不足的时候，人自然地就呈现出缺少活力、阳气不足的征象，在中医眼中，就属于阳虚。

阳虚，人体没有能力蒸发水液，喝进去的水就存留在身体里，代谢不出去的废物也停留在身体里，这就是面容不紧致、身材变臃肿的真正原因。因此，女人要想达到皮肤"提拉紧致"的效果，如果属于"甲减"，直接补充甲状腺素；如果还没严重到可以确诊为"甲减"的程度，属于"甲减"的"预备役"，可以用中药补充阳气，吃补阳的药物，前面说的"五苓散"就非常适合。

> 阳虚，人体没有能力蒸发水液，喝进去的水就存留在身体里，代谢不出去的废物也停留在身体里，这就是面容不紧致、身材变臃肿的真正原因。

"五苓散"中的猪苓、茯苓、泽泻都是利尿的，白术是健脾的，脾气强健了才能把身体里的水推出去。还有一味药是桂枝，这味药很重要，它是温性的，加在利尿药中等于给身体代谢水的能力补充了能量。身体有了能量，多余的水、废物才可能被排出去。

如果你已经过了 40 岁，或者还没到 40 岁，但已经开始为面容的不紧致发愁了，而且也有喝水不解渴，喝了就要解小便的情形出现，那就说明你已经可以吃"五苓散"了。这药相当于"草根版""家常版"的甲状腺素，而且比甲状腺素更加平和，更能解决综合问题。

"五苓散"一般在药店就可以买到，你也可以自制：泽泻 20克，白术、猪苓、茯苓各 12 克，桂枝 8 克。1 个星期服用 3~5 剂就可以，每剂煎 2 次，早晚各喝 1 次。

⚫ "无感蒸发"是女人的皮肤保湿剂

令女人愤愤不平的一个事实是：虽然很多男性在户外的时间明显长于女性，甚至天天风吹日晒，而且一辈子也没用过什么护肤品，连洗脸也洗得非常潦草，一捧水把脸弄湿之后就擦干了事。到了夏天，更是从来不用防晒霜（这个恶习使世界范围内的男性的皮肤癌罹患率要明显高于女性），但是，他们的皮肤偏偏比那些每天在化妆镜前花大把时间的女人要好！即便皮肤颜色黑，但肤质仍旧很细腻、皱纹也比女性少。

我在前面讲过，女人的好皮肤在于她们体内的雌激素，是雌激素特有的皮肤保湿作用使女人得天独厚地拥有娇美的容颜。男人体内也有雌激素，但是非常微量，至少不足以帮助他们的皮肤保湿。既然如此，男人的好皮肤是从何而来的呢？就是我们很少注意到的"无感蒸发"。

> 女人的好皮肤在于她们体内的雌激素，是雌激素特有的皮肤保湿作用使女人得天独厚地拥有娇美的容颜。男人体内也有雌激素，但是非常微量，至少不足以帮助他们的皮肤保湿。既然如此，男人的好皮肤是从何而来的呢？就是我们很少注意到的"无感蒸发"。

你观察一下就会发现，两个女孩子喝同样多的水，体质比较壮实的可以很长时间不解小便。一般人都觉得这是因为她的膀胱容积大。其实不是，而是壮实的女孩子有足够的"无感蒸发"能力，也叫作"不显汗"，身体里的水分不通过小便，而是通过"不显汗"随时随地蒸发出去了。如果做个长期观察，只要这样的女孩子注意避免紫外线的伤害，她们的皮肤一定比那些喝了就要尿的女孩子要好。这种"无感蒸发"就是身体自己最好的皮肤保湿剂，因为是从里而外地将水分透散出去，透散的过程就是皮肤被保湿的过程。

我们都有类似的经验，运动之后或者蒸过桑拿之后，皮肤会变得很红润。就算平时是个很憔悴的"黄脸婆"，这个时候的皮肤也会很好。因为有水分滋润着，而且这水分是自内而外的，一种是汗，一种就是皮肤的"无感蒸发"。

所谓"无感蒸发"就是虽然你没觉得出汗，但体内的水分仍旧在蒸发着。所以所有的医学专家都在提示大家：每天清晨起来要喝一杯清水，就是因为即便你在夜里没有起夜解小便，但一夜之间，你的皮肤一直在进行着"无感蒸发"，就是身体里的水分在你没有感知的情况下，通过皮肤蒸发着。所以，睡一夜之后，人体是缺水的，要及时补水。

这种蒸发是要吸收热量才能完成的。一般来说，蒸发1毫升纯水要吸收2.43千焦热量，一个人的"不显汗"，每天蒸发300 ~ 600毫升水分，散失热量729 ~ 1458千焦。那些体弱、火力不足的女孩子，自然没有足够的能量支持这种"无感蒸发"，所以只能让水通过小便排走。这也就是为什么她会频繁地解小便了，而且这种人晚上夜尿也多，一夜要起两三次。

夜尿多的情况一般只发生在人老了之后。判断一个人衰老的状态，我们不仅要看他的面容是否紧致、体力是否充沛、腿脚是否灵便，最直接也是最准确的指标之一就是，他的夜尿是不是多？如果是，就有肾阳虚的趋势，而肾阳就是人体的能量源泉。它虚了，人体的火力就不旺了。

有句话叫"人死如灯灭"，也有人说"人活一口气"，其中的含义也包含了中医对生命的认识。生与死的本质差别就是，生命是有火力的，火力旺盛就是年轻，火力少了就是老了，火力没了就是死亡。火力少了，"无感蒸发"所需的能量就不足，所以白天喝进去的水只能通过夜尿的形式排出。但从更广泛的意义上来说，这绝对不是夜里多上几次厕所的问题，"无感蒸发"对皮肤的益处也肯定享受不到了。

所有人都知道，皮肤的好坏和保水、保湿关系密切。没有水，皮肤细胞的功能就要受影响，所以我们才会花重金去买保湿效果好的护肤品，但是真正的皮肤湿度的保持是要由内而外的。而这种"无感蒸发"就是在蒸发体内水分的

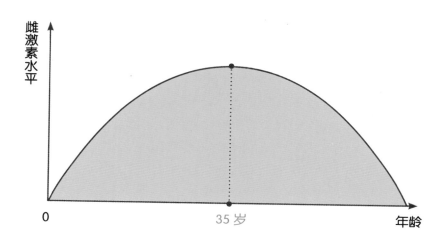

同时，把水分直接带给了皮肤。如果你的"无感蒸发"能力弱，皮肤得到的滋润也就少，即便你用了保湿产品，但没有水分源源不断地从体内蒸发，你的保湿霜也就会无用武之地，作用也就有限了。

　　有这个问题的女孩子可能现在皮肤还很水灵、细嫩，但别掉以轻心，你现在的皮肤细嫩是因为你体内雌激素的作用，雌激素先天地具备给皮肤保水的效果。一旦你年过三十五，雌激素水平下降，保水能力不好了，又缺少"无感蒸发"的能力，就会面临皮肤比壮实女孩子干瘪得快的问题。

　　所以，如果你是个喝了水很快就要排尿的女孩子，应该从年轻时起就有意识地增加火力。具体的办法就是运动，每天至少持续半小时，而且在运动完之后，你要能感到阵阵热气从皮肤里冒出来的程度，人为地增加你皮肤的"无感蒸发"。水分被蒸发的过程，你的皮肤就被滋润了，这也是阳气被振奋、体力被提升的过程。这样坚持下来，你的阳虚体质肯定能得到一定程度的改善，皮肤也就可以保持比较长时间的年轻状态。

✍ 阳虚的癌症病人要慎用化疗

我们经常看到很多癌症病人，用了很先进的化疗药物，却没能救回来命。相反的，有些用不起化疗药，甚至为此放弃治疗、回家"等死"的人，几年后仍旧活着。为此，很多人在选择化疗药时就迟疑了，觉得化疗药比癌症还能杀人！

这个问题要客观地看，首先，化疗药是目前唯一可以杀死肿瘤细胞的。但是它的细胞毒性在杀死癌症细胞时"不避亲疏"，连正常细胞也一起给"灭"了。后者是其副作用，如果用中医理论分析，这就是化疗药的寒凉所在，是它伤阳气的地方。

那些没用化疗药却活下来的肿瘤病人，很可能他在当时就已经阳气很虚了，碰巧他无力支付昂贵的化疗费用，没采取化疗，无形中使阳气有了恢复的机会，最终凭借自身的阳气战胜了癌症。至于那些用了化疗却病情恶化的人，很可能也是阳气非常虚弱了，但因为杀死癌症的心情很迫切，不顾一切地用上了化疗，在杀死癌细胞的同时，自己的阳气虚到极致，最后无力应对一点儿风吹草动，一次小的感冒可能就要了他的命。

所以，从这个角度说，用不用化疗一定要看病人的体质。阳气旺盛的时候可以借助化疗的杀伤力。一旦阳气出现虚损，你就要收手，以不过伤阳气为度。那些名医治疗癌症的方法之所以有很好的疗效，就是因为他们很好地把握了这个度。

药物的性质分寒、热、温、凉，虽然这是中医的概念，但已经有医学专家对西药的性质做了初步划分。他们发现，像青霉素这样的抗生素、治疗癌症用的各种放化疗药物，乃至能治疗癌症的一些中药，比如白花蛇舌草、半枝莲等，都是寒性很大的，堪称中药里的"化疗药"。单独或者过量使用它们，实际上也是对正常细胞能量的打击，也就是伤阳气。所以癌症病人，特别是放化疗之后的人的手经常是冰凉的，他们很怕冷，夏天都要盖着毯子。他们之所以会死亡不是因为癌症，而是因为承受不住放化疗药物的打击，就是因为放化疗药物先于癌症把他们的能量耗竭了。这也从另一个角度证实了，现代医学所说的能量，也就是中医学里的阳气，对生命的重要性了。

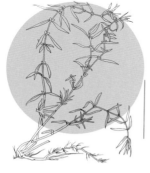

半枝莲为唇形科植物半枝莲的干燥全草，味辛、苦，性寒，归肺、肝、肾经，有清热解毒、散瘀止血、利尿消肿等功效。

白花蛇舌草为茜草科植物白花蛇舌草的全草，味微苦、甘，性寒，归胃、大肠、小肠经，有清热解毒、消痈散结、利水消肿等功效。

　　我见过很多中医治疗癌症成功的例子，都不是因为用了某种能杀死癌细胞的特效药，或者能缩小肿瘤包块的绝招。相反，他们用得更多的是补药，特别是补阳药、补气药，比如黄芪之类的，最大的剂量可以每服药用到120克。而像半枝莲、白花蛇舌草这类苦寒的抗癌药，往往写在方子的最后。按照中医处方"君、臣、佐、使"药物的排序，这种抗癌药多属于次要的"佐"药，也恰恰是这种方子能明显延长癌症病人的生命。即使他们的癌肿确实要比进行了化疗的病人缩小得慢，但他们却可以和仍旧存在于体内的癌肿和平共处，带癌生存，甚至最终并非死于癌症，就是因为他们阳气不虚，有能力制衡体内的癌症。

　　人们发现癌症之后的治疗顺序一般都是手术、放疗、化疗，这些都无效的时候，人们才想到要去看中医。而很多西医也反对病人用中医治疗，其中的原因也在情理之中。因为中药的治疗效果确实不会像手术、放疗、化疗那样，你可以眼看着癌肿缩小甚至消失。但是一个特别容易忽略的问题是，在癌肿缩小或者消失的同时，人的抵抗力也正在同步下降，这种人最终可能并非死于癌症，而是死于各种并发症，比如感染，甚至是普通感冒。

所以，对癌症病人来说，中医治疗的介入越早越好，因为这是到目前为止，唯一可以保护阳气的医学手段。中医越早介入，越能尽早地保护阳气！应在确诊癌症的第一时间就用，多了条治疗途径，我们就没有放弃的理由。你会罹患癌症，这就说明你的阳气已经虚了。而接下来的治疗，无论是手术，还是放化疗都要伤及阳气，而中医又是唯一可以保护阳气的办法。所以早点儿接受正规中医的治疗，从保护阳气入手，实际上是为漫长的、耗竭身体的癌症治疗过程预存、储备能量基础。

淑女不好当

中国哲学将所有事物都分阴和阳，"阴"往往和生命力不足，甚至和死亡联系在一起。比如，我们都畏惧殡仪馆、墓地，到那里参加悼念活动就会觉得阴森森的，因为那里没有生命，阳气不足、阴气很盛。中国人其实不是阳气特别壮硕的民族，对斯文的崇尚多于对孔武的追求。通俗地讲就是，崇文而不尚武，这也是为了节约阳气。

这个习惯的养成和国人的体质有直接关系，也算是因地制宜、因陋就简吧，毕竟中国在历史上就是个农耕国家，人们以粮食、蔬菜为主食，肉类只占我们饮食的一小部分。而肉类提供的热量是粮食、蔬菜的两倍以上，中国人的体质因此而显得能量不足，也就容易阳气不足。所以，我们的国色是红色，大家都觉得红色喜庆，因为红色总是和阳光、温暖联系在一起，可以帮我们驱散阴霾、助长阳气。和外国人相比，或者说和食肉的欧洲人相比，中国人很喜欢扎堆儿。就算是推行"分时度假"，就算过年时的火车票再难买，也一定要回去和家人、朋友聚在一起，这不仅是因为久别相逢，还因为聚在一起更有人气，能互相慰藉、"抱团取暖"。这里的"人气"指的就是阳气，就是生命力。

从医学上来看也是如此，"温阳"学派向来是中医里的重要学派，中医将人体的阳气视同为自然界的太阳。所谓"天之大宝，只此一丸红日；人之大宝，只此一息真阳"。意思就是说，万物生长靠太阳，人体生长靠阳气。中医之所以如此重视阳气，也因为国人阳气的不够充裕，所以要特意护卫才行。保温、晒太阳，都是保存和补充阳气。

德国波恩大学儿童营养研究所的一个跟踪调查显示：出生时体重少于 3000 克的婴儿更易患乳腺癌。体重过低的孩子往往存在先天不足的问题，而中医也认为，阳虚的成因之一就是先天不足。

> 万物生长靠太阳，人体生长靠阳气。中医之所以如此重视阳气，也因为国人阳气的不够充裕，所以要特意护卫才行。保温、晒太阳，都是保存和补充阳气。

我见过一个女孩子，皮肤很白，人很瘦小，她的手在夏天都是冰凉的，不熟悉她的人每次和她握手都会吃一惊。她比其他人都怕冷，秋天早早就把棉毛裤穿上了。有一次遇到一个中医，她非要老中医给她看看。老先生一看她的样子就问："你是垫窝的吧？""垫窝"原本是用来形容小动物的，一般是指猫、狗之类，因为是最后一个出生的，会垫在窝底下。老先生是拿她开玩笑，但玩笑中已经猜到她是家里最小的，是最后一个出生的。而之所以能猜到，就是她给了老中医明显的阳虚印象。

　　与父母的第一个孩子相比，最后出生的孩子往往因为父母的年纪大、身体情况不好而先天禀赋不足，而这是阳虚的最重要原因之一。这就好像一块贫瘠的土地上长出来的植物，虽然也能开花结果，但先天就不是一棵壮苗。我们说"拉秧的瓜"都不会很甜，因为这是最后结出的果实，土地的肥力已经不足了。而这种先天不足很容易造就"阳虚女"，这就给了癌症可乘之机。

　　有一年的"抗癌日"，一位肿瘤专家面对记者"怎样才能预防乳腺癌"的提问时，回答说："年轻的女性，一定要多晒太阳，多在太阳光下扩胸。"其实这是一位西医专家，但他的建议却和中医补充阳气的理念不谋而合。

多在太阳下做做扩胸运动，能预防乳腺癌。

　　晒太阳在中医理论里是补充阳气，而扩胸是振奋阳气，在西医看来，就是直接地补充能量。而这种补充和振奋在工业化的社会越发显得珍贵，因为我们已经少有能见到日光的户外时间了，往往是早上从家出来，马上钻进地铁，然后就在写字楼里待上一整天，到了日落西山才回家，又重新钻进地铁，最多是走几步路，扩胸更是没机会了……和脸朝黄土背朝天、每天劳作的祖辈相比，我们这一辈之所以乳腺癌高发，除劳动少导致身体的能量不足外，接触阳光少也是一大原因。

在谈到"什么样的女性容易罹患乳腺癌"时，这位专家的回答更有意思——"淑女就比超女更容易得……"淑女和超女的区别在哪里呢？很显然，淑女是安静的，超女是活泼的。如果一定要分阴阳的话，淑女属阴，超女属阳；淑女的阳气不足，能量不足，这是她们容易被癌症击中的原因。

要纠正这个问题，晒太阳和扩胸是最便利的办法，关键是要坚持，每天形成习惯。中医里的任脉、肺经、心包经、心经、脾经、肝经、肾经都经过胸部，经常坚持扩胸，实际上就是在疏通这些经络。而乳腺癌、心脏问题的发生都和上述这些经络脱不了干系。

太阳给人带来的不仅是身体的能量，还有心理的能量。阳光明媚的时候，人的心情肯定是愉快的，而心情的愉快与身体的健康、阳气的旺盛都有关系。

🌀 有时候，好心情比吃什么药都灵

我认识一个朋友，是个 50 多岁的男性。他有个很奇怪的特点，就是外出的时候不敢一个人睡一间屋子，总要拉上一个人陪着，平时的胆子也很小。他的这种性格特点是因为他患了很长时间的慢性肝病，身体一直处于虚弱状态。而身体越不好时，胆子就会变得越小。

我们常说心理状态会影响到身体，一个心态不好的人，久而久之身体也会受累。比如，林黛玉最后的死和她始终抑郁的心境有直接关系。事实上，林黛玉这样的性格也是有其形成原因的，比如，她从小就是个体弱多病的孩子。一个身体不好的人，一定会有很多不能名状的不舒服，这些不舒服每天都在影响着他的心情。久而久之，性格也会随之改变。

在儿科，有个常见病叫"小儿夜啼"，一般都是两三岁的孩子患的，他们睡着睡着觉突然就哭起来了。有经验的中医，可以通过孩子夜啼的状态来推断他们的体质。

有的孩子是晚上睡觉时不让关灯，一关就哭，家里只能夜夜长明灯。这种孩子哭的声音是细小的、哼哼唧唧的，用家长的话说就是"像小猫似的"。这种一般是小女孩，身体比较弱，甚至可能是面黄肌瘦的。之所以一关灯就哭，就是因为他们的火力不壮，本能地需要光亮的东西，可以说是为自己壮胆，也可以说是为身体补充能量。这种孩子的夜啼肯定不能通过去火的办法来解决，一般都要用点儿补药，或者通过补的手法按摩穴位。

有的孩子则相反，睡觉的时候不让开灯，一开灯就哭，而且哭声响亮。这种一般是很壮实的男孩子，平时吃得多，他们的夜啼很可能是因为吃多了、食积了，还有就是有心火。这时候，家长们就要用泻药或者泻法来帮孩子治疗。另外，这类孩子因为身体壮、阳气足，所以不喜欢光亮的东西。

从这两个例子，我们就可以看出，人的很多情绪表现一般都有其身体因素，所以中医里很多治疗胆小、惊悸的药，都会有补药、有温阳的药，因为要先壮了身体，才能壮起胆子。

我们说，一个性格阴郁的人很容易得病，特别是癌症。这是有道

> 阴郁的性格肯定会影响到他的免疫系统，使免疫系统失去侦查能力，癌症细胞就可以乘虚而入地增殖了。

理的，因为阴郁的性格肯定会影响到他的免疫系统，使免疫系统失去侦查能力，癌症细胞就可以乘虚而入地增殖了。特别是乳腺癌，受情绪因素影响最大，因为乳腺是内分泌腺体，而内分泌的全称是"神经内分泌"。顾名思义，内分泌的正常与否是受神经调节的，所以，精神状况的好坏决定了乳腺疾病的发生与否。

古老的医学统计结果显示：修女是乳腺癌的高发人群。原因

何在？因为修女终身不嫁，而且其不嫁的原因未必是真的忠实于上帝，很多是因为情感不遂而进的修道院，在后来的生活中，情感的阴影一直尾随着。独身的生活又使她们郁郁寡欢，无以宣泄，这些都会影响到她们的内分泌，乳腺癌就是一个最负面的结果。

所以专家才会说，超女就比淑女更能避免乳腺癌的风险，因为超女是活泼的，精力旺盛，很阳光，这些都足以抵挡乳腺癌这个阴邪的侵袭。淑女好静，而超女总是多动的，运动带来的直接结果就是，身体里能使人兴奋的"内啡肽"增多，这对改变心情，甚至改变性格至关重要。

1982年，在波士顿举行的马拉松比赛中，一位来自盐湖城的长跑运动员在跑了11公里后，其股骨发生了骨折。尽管如此，他却在瘫倒前跑完了42公里的比赛跑程。此后在数小时的手术中，外科医生用了较长的钢板才将其折骨固定。这位运动员之所以能带伤比赛，据医生们推测，除了发达的肌肉起到了固定的作用外，还因为运动使他的身体分泌了可以使人产生欢欣的、幸福的"内啡肽"。非此，他是不可能忍受住疼痛，坚持跑完全程的。

1980年就有意大利学者公布说：剧烈运动后，人体内的内啡肽水平会显著升高到安静时的8倍。"内啡肽"是由人的脑垂体腺分泌释放的一种激素，它具有很好的镇痛作用，与吗啡的作用类似，但作用强度却比吗啡约强200倍。除了运动，孕妇在分娩时，内啡肽的水平也会升高，这是人类为了保证繁衍而进化出的本事，它的升高保证了分娩时的疼痛可以忍受。没有哪个产妇会因为剧烈的分娩疼痛而致死，我们甚至可以用"痛并快乐着"来形容。如果这个孕妇在分娩前还经过了有氧代谢运动，其体内的"内啡肽"水平就会升高。日后分娩时，对疼痛就有比其他孕妇更强的耐受能力，所以运动员生孩子的痛苦一定会轻于普通人。

对性格阴郁的人来说，他们完全可以通过运动来提升自己体内的"内啡肽"水平，使自己的心情逐渐舒展、快乐起来。

很多人心情不好了，就去跑步、游泳，运动之后再洗个澡，之前的烦恼就少了很多，这就是内啡肽的作用。一旦你养成了运动的习惯，突然停止，你会觉得不舒服、憋得慌，其实这就是你的身体已经对"内啡肽"带来的欣快感产生了依赖。这是好事情，你的阴郁性格可能就在这种依赖中逐渐改变。

但是，不是所有的运动都能提升"内啡肽"的，能升高"内啡肽"的运动需要一定的量。像慢跑、游泳、爬山之类的有氧运动，至少要持续 30 分钟，内啡肽的水平才能升上去。而这也是现代医学治疗抑郁症的重要手段，就是通过运动，使抑郁者自身生成可以自救的"快乐激素"，让抑郁症患者由内而外地快乐起来。一旦进入这种良性循环，阴郁情绪对身体的伤害也会逐渐消失，运动对他们来说，真是一举两得。

上火也分好几种，你属哪一种

人之所以会阳虚，有两个原因：一是先天的，比如，我在前面说的，父母生你的时候，特别是母亲，年龄太大了，母体本身就阳气不足；或者出生时，你就是个低体重、早产的孩子。另外一个原因是后天的，是你自己伤了阳气。伤阳气的因素可能有几种，比如，受寒、过食寒凉的食物。除此之外，还有过用性质寒凉的药物，而这在当下很常见。中药的去火药、西药的消炎药和激素都可以伤阳气。

去火药是人们吃得最普遍的。很多人管它叫"小药"，意思是可以自己做主，随时吃也不会出现问题的"保健药"，因为人们总觉得自己上火了。

是不是真上火，我们首先要搞清"上火"是什么意思。所谓"上火"，就是功能富余出来了。中医讲，"气有余便是火"，"气"就是功能。而人体是阴阳平衡的，和"气"相对的就是"阴"。如果阴虚了，即便气不是真的富余了，也会显得多出来。好像上火一样，也有口干舌燥、便秘、睡不好觉等问题，其实根本原因是阴虚，阴不足了，多出来的气其实是"虚火"。

阴虚是现代人很容易出现的问题，就是因为现代人的阴很容易被消耗，而能消耗阴的就是心火、欲望。一个人总是处于焦虑之中，总处于欲望不能实现的状态中，就会变瘦，这正好是心宽体胖的对立面。生活压力的增加、物欲不断加深，这些就是现代人阴虚高发的原因，这类人要远远多于真正上实火的人。

> 如果虚火的人也滥用去火药，用去火药去减弱本身并不富裕的功能，这就伤了阳气，功能就不足了，这就是阳虚的开始。

问题也就出在这里。如果虚火的人也滥用去火药，用去火药去减弱本身并不富裕的功能，这就伤了阳气，功能就不足了，这就是阳虚的开始。很多人为了减肥吃泻药，比如大黄、番泻叶之类的，这些就是寒凉的药物。他们发现，自己居然越减越胖，为什么？就是因为寒凉的药物伤了阳气、伤了代谢脂肪的功能，脂肪就会变本加厉地囤积在体内，人自然越减越胖。

除了去火药，能伤阳气的药物还有抗生素和激素。

有中医研究者发现：青霉素、红霉素等虽然是西药，但是如果按照中医理论分，它们都是寒凉性质的，这也是为什么很多人吃了红霉素，甚至注射红霉素后都会胃疼的原因，这从中医角度讲，就是寒凉伤胃的结果。

很多人都有过这样的经验：抗生素滥用的结果就是细菌耐药，越到后面，剂量必须越用越多才见效。细菌耐药，就是细菌的抵抗力变强了。细菌的抵抗力之所以变强，不仅是因为它们对抗生素久经考验，还因为人体的功能不如以前了，气不足了，细菌才可能作威作福。之所以气不足，就是因为之前滥用抗生素扼杀了人体的阳气。

很多老年人因为肺炎病重，最后甚至死于肺炎。按理说，治疗肺炎的抗生素有的是，可以不断升级使用，怎么也会不治？还是因为老年人到最后，阳气不足了，再用抗生素等于是继续杀伤阳气，这就更使细菌的威力得以发挥到极致，令药物无效。你用抗生素的时候，可以加点儿补阳气的中药，比如黄芪、人参，等于用补气药助自己之威，用抗生素杀细菌之力，双管齐下，疗效肯定好很多。

再说到激素。中医做研究时使试验用的小白鼠也呈现出类似于人的阳虚状态，怎么使小白鼠变得阳虚呢？很简单，就是给它用激素，医学上叫"糖皮质激素"，也就是医院里用的"地塞米松"。用了这种激素的小白鼠，很快就显现出了阳虚状态——和老年白鼠一样地怕冷、运动迟缓、萎靡不振。这样，一个阳虚的"动物模型"就制造成了，可见激素对阳气的杀伤力有多强！

现在很多人一感冒发热就去医院，而且要求输液、打针。他们发现，这样治疗退热特别快。难道真的是有什么退热妙方吗？其实不是，是那里的医生在点滴中加了能使小白鼠提前衰老、导致阳虚的"地塞米松"，而且很多地方医院中，这种一发热就用激素的治疗已经成了常规。

"地塞米松"这种激素之所以能消炎、退热，首先是因为它们能抑制白细胞的功能。发热是白细胞和病毒细菌"战斗"的结果，这种"战斗"越激烈，体温就越高。如果用激素把白细胞的战斗力抑制了，热肯定就退了，但也等于把战场拱手让给细菌病毒，所以用激素退热是一种粉饰太平的办法。至于退热，是因为这类激素可以直接抑制体温调节中枢，降低其对致热源的敏感性。也就是说，不是病毒、细菌已经杀灭，而是你的体温中枢对尚存的战斗麻木了。这样的消炎、退热是以降低人体抵抗力为代价的，在消炎和退热的同时是在伤阳气。所以在正规情况下，只有当你感染特别严重、持续发热，以至于要损伤身体时，才会用到激素，以避免更大的组织损伤。像感冒发热，甚至肺炎引起的发热，都不应该动用到激素。

胡萝卜、南瓜最适合改变阳虚体质

要想改变阳虚体质，肯定非一日之功，首先要做的是保温，尽量少吃冷饮，即便在夏天也应如此。与此同时，你还可以借助常吃的食物来温散体内的虚寒。

和能去火的食物相比，性质偏温的食物其实不多，可以经常吃的有羊肉、辣椒、生姜、大葱、香菜。其中，羊肉、狗肉虽然是温性的，但如果你每天靠吃羊肉、狗肉来改善体质，那随之而来的就是血脂高的代价。相对安全的是蔬菜，蔬菜中性质偏温的主要是胡萝卜和南瓜了，这两种蔬菜可以经常上餐桌，而且常吃这两种蔬菜是可以逐渐养成饮食习惯的。从营养学的角度分析，它们也确实拥有别的蔬菜没有的功效。

如果从维生素 C 的含量来看，胡萝卜很一般，而且它的钾、镁、钙元素的含量也不突出，抗氧化能力一般，纤维含量也排不到前列，但它却可以提供大量的胡萝卜素，仅这一点，它就可以使人远离死亡。因为最近有研究发现，人体血液中的 α - 胡萝卜素浓度与死亡率呈负相关关系。也就是说，血液中 α - 胡萝卜素的浓度越高，人们因提前发生各种疾病而死亡的风险就越小。

> 很多糖尿病人一直把南瓜当成降糖食物。其实，作为一种含有糖分和能量的食物，南瓜对血糖的总体影响是升高而非降低。

在体外实验当中，我们发现，α - 胡萝卜素抑制肿瘤细胞的能力是 β - 胡萝卜素的10倍，对预防 DNA 的异常变化效果很强。早在十多年前就有研究人员发现，血液中 α - 胡萝卜素的浓度越高，受试者罹患心脏病的危险就越低。

一项针对 15318 名美国人所做的大型研究发现：血液中

α-胡萝卜素浓度最高的人（9微克／分升以上），由各种原因造成的总死亡风险可下降39%。研究者消除了各种其他因素的影响之后，仍然发现 α-胡萝卜素浓度是降低死亡危险的最有效因素。也就是说，即便生活方式不变，多摄取 α-胡萝卜素就意味着有更大的希望远离疾病和死亡。而 α-胡萝卜素含量最高的食物，当然是胡萝卜了，其次就是南瓜，性质同样偏温的香菜也数得上，但是含量已经比较低了。

富含维生素 C 的蔬菜过分烹调后，维生素 C 就会有所损失，但 α-胡萝卜素并不怕蒸煮的温度。把胡萝卜放在肉汤里煮，你只要连汤喝掉，α-胡萝卜素就不会有明显的损失。相反，熟吃还更有利于各类胡萝卜素的吸收，只要少量的油脂就能达到充分吸收的效果。唯一需要小心的，就是吃得太多有可能让皮肤染黄，所以建议每天食用量平均不超过 200 克。但即便肤色被染黄了，你也不用担心，只要停止吃胡萝卜和黄色的蔬菜、水果，过一两周，黄色就能渐渐淡去，毫无副作用。

南瓜的吃法可以主副食兼顾，可以将南瓜蒸熟后，同面粉、玉米粉和在一起，做成南瓜馒头。或者将南瓜切丁，和大米、小米、玉米糁一起熬成粥，这都是可以每天都吃的食补方式。

需要澄清的一点是，很多糖尿病病人一直把南瓜当成降糖食物。其实，作为一种含有糖分和能量的食物，南瓜对血糖的总体影响是升高而非降低。只是与其他含糖类的食物相比，南瓜升高血糖的能力较弱，食用南瓜后血糖变化较为平稳、舒缓。一方面，是因为 100 克南瓜中仅含有 4.5 克糖类，而且南瓜中含有大量的果胶，这是一种可溶性纤维，与淀粉类食物混合后，能使身体对糖类的吸收减慢，从而延迟餐后血糖高峰。如果你是糖尿病病人，每天吃不超过 200 克的南瓜是完全可以的，可以代替一部分主食。但不管怎样，南瓜毕竟是含糖的食物，指望它代替药物来降糖是绝对不可能的。

女人血虚，根源也在脾虚

单纯通过补血就能解决的血虚很少见，除非你是单纯的缺铁。血虚一般都会夹杂着脾气虚，因为有气的血才是活血。有了气，才能保证不血虚，这就是所谓的"血为气之母，气为血之帅"，所以都要气血双补，其中补脾是"重头戏"。

靠雌激素也延长不了你的青春

雌激素对女人来说至关重要，因为它能保证女性的正常生殖能力，与此同时，还能保持皮肤中的水分。这也是为什么女性的皮肤总比男性的要细腻，越年轻的女孩子，皮肤会越水灵的原因。因为她们体内充足的雌激素能帮助她们保持皮肤中的水分，由此看来，雌激素确实是女人味的基础。所以，很多女人视雌激素为"青春宝"，这是一个危险的错误！因为雌激素一定要在该有的时候有，该没的时候没，从月经开始来潮时有，之后逐渐升高，到月经停止，进入更年期后降到最低，这才是雌激素应有的存在曲线。雌激素一旦出现在这段时间之外，那都是会造成麻烦的。

先说雌激素提前出现，直接带来的结果就是女孩子的性早熟，把尚不应该启动的青春提前启动了。再说拖后，现在的女性跟她们的祖母，甚至是母亲同龄时相比，要显得年轻，这和妇科肿瘤、乳腺癌的高发是同一个原因，都是雌激素在不该有的时候仍旧存在着。更年期前后，女性生殖能力下降、生殖器官逐渐萎缩，雌激素本应该随之递减，却没有递减，又找不到"用武之地"，那就要肇事，就是"作乱"。妇科肿瘤、乳腺癌等问题就是多余的雌激素错误"宣泄"的结果。

为什么现在女性性早熟和妇科肿瘤发生率都在逐年升高？就是因为雌激素过多，一种是身体里异常分泌的，一种是环境中已经存在的，后者已经是现在的一大环境污染问题。药物、化学产品分解的产物中含有雌激素，它们排到环境中，就

更年期前后，女性生殖能力下降、生殖器官逐渐萎缩，雌激素本应该随之递减，却没有递减，又找不到"用武之地"，那就要肇事，就是"作乱"。妇科肿瘤、乳腺癌等问题就是多余的雌激素错误"宣泄"的结果。

形成了"环境雌激素"。为什么我们很少见到男孩子性早熟？他们和女孩子吃的食物没特殊差异呀！其实问题并不在食物，而是在环境，是"环境雌激素"刺激得女孩子早熟了。

除了环境因素，饮食也是一大问题。有个肿瘤专家收治了一个乳腺癌病人，通过放疗、化疗和中药调理，病情一直控制得还可以，但就是雌激素的指标总是异常，这让她总是存在着复发的危险。但她是个认真吃药、很配合治疗的人，那是什么原因导致的呢？有一次医生去了他们家，才发现家里放着很多蛋白粉的空桶，她指着那些空桶告诉医生，那都是她给自己补养时吃的。

问题找到了！雌激素始终居高不下就是蛋白粉在作祟！

蛋白质是雌激素的合成前体物质，过度地补充蛋白质肯定会导致雌激素增高，这也是为什么欧美人患乳腺癌的概率比我们要高的原因，因为他们的肉、蛋、奶消耗比我们多。中国现在的乳腺癌发病率比以前要高，也是因为生活改善了，高蛋白、高热量饮食越来越多，这就不仅使人面临发胖的风险，而且高蛋白质的

摄入还促进了雌激素的合成，而过高的雌激素就是妇科癌症、乳腺癌的诱因。医生后来回忆说，那个病人虽然经受了放疗、化疗的打击，但始终皮肤细腻，这应该归结为那些蛋白粉的功劳，它们过多合成的雌激素使她在罹患癌症的同时，又给她增加了一些女人味。

现在有很多人已经开始讲究吃素。其实，绝对的吃素，我并不提倡，因为这样会影响脂溶性营养物质的吸收，但多吃蔬菜、水果，少吃动物类食物确实有利健康，特别是当动物性食物已经摄入得不少时，更没有必要吃蛋白粉。因为按照中国人现在的饮食结构，每天的蛋白质摄入量已经超标了，再将蛋白粉作为补品吃进去，肯定是要惹麻烦的，乳腺癌的高发与此有直接关系。由此可见，一个雌激素的合成前体都可能增加罹患乳腺癌的风险，更何况雌激素本身？所以，它是绝对不能自作主张添加和服用的。指望通过增加体内的雌激素来保持青春，无异于饮鸩止渴。女人最正确的保养办法就是避免血虚，而血虚往往因为脾虚。

懂得补血的女人才有好"颜色"

大家都熟悉一句话，叫"男怕伤肾，女怕伤肝"，所以很多得了肾炎的男性和得了肝炎的女性都很紧张，觉得自己的病会要命。事实上，这里的"肾"和"肝"都是中医里的概念，"肾"指的是先天的肾精，其中包括了生殖、泌尿等多个西医里的系统。仅仅是得了肾炎的男性未必就伤了肾，倒是那些虽然没得肾炎，但生活毫无节制的人，可能年纪轻轻就已经伤了肾了。

至于女子最关键的"肝"也并非指肝炎的"肝"，而是包括了女性的生殖系统、血液系统，乃至情绪，也是多个西医系统的一个综合。所以，虽然林黛玉得的不是肝炎，是肺结核，但用中医辨证的话，她是肝血枯竭了，因为伤肝而毙命。因此，中医说的肝、血是女性的生命关键。

一说起血虚，人们就想到贫血，但贫血是西医里的概念，不能和中医的"血虚"画等号。中医诊断是血虚的人，去医院化验血未必就贫血，但是他们却明显地有了血虚的症状，比如，面色发黄、没有光泽，头发干枯，指甲软，指甲上的月牙很小甚至没有，严重的，指甲干瘪成反甲。

为什么不贫血但会出现上述问题呢？就是因为你身体里的血细胞不是个个都称职，不是一个顶一个地好用。换句话说，虽然血细胞一

> 身体是很聪明的，很多时候是会自己"舍车保帅"的。比如，女人如果太瘦了，瘦到了体内脂肪少于10%，这个时候，首先停止"工作"的就是月经，不来月经了，为什么呢？因为和生命比起来，生殖是可以往后放的、次要的事儿。

个都不少，但是功能不够，这个时候虽然不贫血，却属于中医的血虚范畴。从这儿我们就可以看出区别了，中医所谓的"血虚"就是指血不是有活力的血，这种血因为动力不足而不能为它该提供营养的地方提供营养。

身体是很聪明的，很多时候是会自己"舍车保帅"的。比如，女人如果太瘦了，瘦到了体内脂肪少于10%，这个时候，首先停止"工作"的就是月经，不来月经了，为什么呢？因为和生命比起来，生殖是可以往后放的、次要的事儿。这个时候停月经是为了把有生力量集中到和生命攸关的重要器官，比如，保证心、脑、肾的供血。

血虚的时候也一样，和心、脑、肾这些关键器官相比，皮肤、头发、指甲都是次要的。像壁虎的尾巴，临危脱逃的时候是可以先甩掉以迷惑敌人的。一旦血虚，人首先表现出的症状就是皮肤没光泽、头发枯黄、指甲干瘪，这些症状就可以证明你已经血虚了。即便你不贫血，但此时的血细胞已经因为缺乏动力而失

职了。

那么，什么是能帮助血行使功能的动力呢？就是气，所以中医总是"气血""气血"地两个元素一起说，因为有气的血才是活血，有了气才能保证不血虚，所谓"血为气之母，气为血之帅"说的就是这个意思。鉴于此，如果你想补血，就不能单纯只吃补血药，也不能单纯地吃补铁剂，甚至输血。

我见过一个肝病很重的病人，因为肝病而贫血，医院没办法，就得定期输血。只要血输进去，人就有了精神，看起来不再因为血虚而萎靡了。但几天之后，病人又回到了疲惫萎靡的状态，因为输进去的血消耗完了。也就是说，只有提高了身体自身的生血能力，这样生出的血才有价值，才能赋予生命以活力。用中医的理论说，就是补血的时候一定要增加补气药。

中医有个著名的补血方子，就是创制了"补中益气丸"的金元名医李东垣研制的，叫"当归补血汤"。其中就两味药——当归和黄芪。虽然名为"补血汤"，但是，补气的黄芪是补血的当归的用量的 5 倍！一般的配比是，黄芪50 克，当归 10 克，煎汤饮用。在补血方剂中重用补气药，充分体现了李东垣重视脾气。中医补血绝对离不开补气的观点，因为没有气的统率和推动，血再多也是死血。

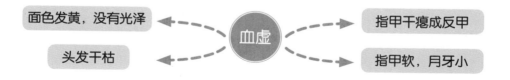

这个方子适合因为气虚导致血虚的人，原方对治疗的记载是："肌热面赤，烦渴欲饮，脉洪大而虚，重按无力。亦治妇人经期、产后血虚发热头痛；或疮疡溃后，久不愈合者。"通俗地解释一下就是，凡是气虚血亏的面色萎黄、神疲体倦，在月经之后出现的头疼、疲倦、无名低热、面色萎黄无光泽等，一般都是因为血虚，非补血药物不能治疗。而且，不独是伤口不愈合，很多转为慢性的疾病，比如，慢性盆腔炎、慢性泌尿系统感染等都适合用这个方子来调养。

✍ 女人血虚必先补气

在现代的人群中，单纯通过补血就能解决的血虚很少见，除非你是单纯的缺铁，一直因为长期吃素或者节食而导致蛋白质绝对不足，体内真的没有合成血细胞的原料了。除此之外，现在女人出现血虚的原因有几个，最主要的就是吸收不好，不能把营养转为有用的血；另一方面是因为失血，比如，月经量过多或者在生育、手术过程中失血。这些血虚都会夹杂着脾气虚，所以都要气血双补，其中补脾都是"重头戏"。

先说吃了东西之后不能转化成营养的那些血虚者，首先是吃得很少，这是因为脾胃虚弱。即便他是个胖子，也仍旧可能血虚，特别是白白胖胖的那种人，血虚的可能性很大，因为他们体内的脂肪不能转为气血。还有一种人是吃得多，但酒肉穿肠过，不吸收，动不动就去泻肚了，所以怎么吃都不胖，这在中医里称为"胃强脾弱"，这也容易造成血虚。

这两种血虚都需要补气，如果是治疗，就要在补血药中加补气的药。如果是饮食，有一点切记：植物性食物补血的效果远没有动物性食物的补血效果好。具体地说，就是大枣、菠菜的补血作用远不及猪肝、猪血和瘦肉，因为人体对动物性食物中铁元素的吸收可以达到25%，而植物性食物因为受草酸盐等影响，吸收只能达到3%。也就是说，如果你指望通过吃大枣来补血，就算把血糖吃高了，贫血的症状也未必会改善，但中医仍旧将大枣视为补血之物，就是因为大枣更重在补脾气。补了脾气，营养物质得以吸收，血虚得以改变，所以中医对

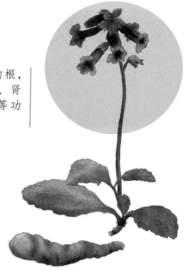

生地黄为玄参科植物地黄的根，味甘、苦，性微寒，归心、肝、肾经，有清热凉血、养阴、生津等功效。

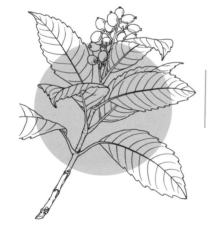

山茱萸为山茱萸科植物山茱萸除去果核的果肉，味酸，性微温，归肝、肾经，有补益肝肾、收敛固涩等功效。

大枣、桂圆之类的评价是"补气养血"，补气在先。包括猪肝之类的动物性补血食物。如果你本身就是个脾虚的人，吸收这些是很困难的，必须与补脾药或食物为伍，帮助动物性食物的吸收。同理，虽然阿胶是很好的补血剂，但一个脾气虚、消化能力弱的人，就算给了他阿胶，就算他都吃进去了，有多少能转化成有用的血呢？

　　有经验的中医很少对血虚的人只开单一的阿胶，很少让病人只吃阿胶，至少要配上大枣。因为阿胶补血，却毫无补气之功，但大枣可以气血双补，虽然它的力量没有黄芪那么强，但和阿胶在一起也能改变一下阿胶的黏滞特性。

黏滞是一般补血药都有的特性，比如，当归、生地黄、山茱萸等虽然都能补血，但都需要借补气药之功推动，一是使药物得到更好的吸收，二是使血液流动起来、活动起来。所以，吃阿胶的正确方法是要加黄酒的，一般是把阿胶20克左右放在碗里，将20~30毫升的黄酒加在上面，然后放在锅里，像蒸鸡蛋羹那样蒸到阿胶汤化了再吃，之所以加黄酒也是借黄酒的温热力量推动黏滞的阿胶。

还有一种贫血是因为月经失血过多或者分娩、手术而导致的血虚。这种情况也很少是单纯的贫血，都是气血双虚。比如，月经量过多，淅淅沥沥地总止不住，一拖就是十天，之所以出现这样的问题，是因为很多女性本身就气虚。气是起固摄作用的，固摄作用不足，血就止不住，月经量多到最后颜色都很淡、

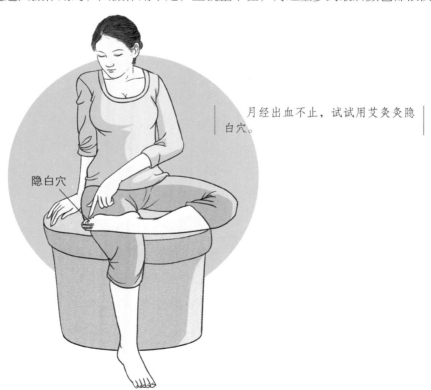

隐白穴

月经出血不止，试试用艾灸灸隐白穴。

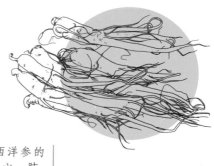

西洋参为五加科植物西洋参的根，味甘、微苦，性凉，归心、肺、肾经，有补气养阴、清热生津等功效。

质地很稀薄了，还是停不了，这个时候，你一定要气血兼顾。补血是改善血虚的状态，而补气是避免再失血。

过去存在赤脚医生的时候，有个中医被派到农村，他在那儿遇到了一个患崩漏的女孩子，用西医的话讲就是"功能性子宫出血"。女孩因为月经出血不止，情况很紧急，但是要送到医院需要爬过一座山，而且当地连艾条都没有。这个中医只好用一根点着的香烟代替艾条，对着女孩脚上的隐白穴灸，居然让血止住了，女孩的命也保住了。隐白穴在大脚趾内侧，距脚指甲 0.1 寸的位置，是足太阴脾经的井穴。所谓"井穴"就是脾经从这里发源的意思。灸隐白就是紧急地振奋脾气，通过补气而止血，由此我们也可以看出气与血的紧密关系了。

分娩或者妇科手术也是造成女人血虚的原因，这个时候，女人也往往是气血双虚的。很多女性生完孩子之后能明显地感到气接不上，需要特别地深吸一口气才舒服，而且说话也有气无力的，这都和分娩过程中的体力消耗有很大关系，其实就是脾气被耗损的过程。分娩时也会出血，但只要正常分娩，那种出血量是不至于导致贫血的，但分娩后总会有血虚问题出现，那是因为无论是分娩，还是手术，都会不同程度地干扰和打击中医说的脾气。

所以，分娩之后如果要补，比较安全的就是西洋参，它的补气力量比黄芪还要平和。如果血虚症状明显，可以在西洋参之外，再加点儿当归，这就是一版不上火的"当归补血汤"了。

西洋参、当归各 10 克，当归煎汤后滤出药液，再用热的药液像泡茶一样冲泡西洋参，待西洋参泡软后即可饮用。因为西洋参价格比较贵，可以在最后将泡过一天的西洋参反复咀嚼后再扔掉。

第五章
女人·妇科保养

妇科医生的女人病保养公开课

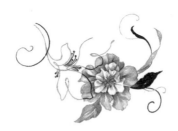

脾虚的女人
// 老得快 //

妇科保养很重要，如果你不注重保养的话，轻则会引起妇科炎症、早衰，重则会诱发妇科肿瘤，甚至是癌症。早警惕、早预防就能及时将健康隐患排除。

当女人异常出血时······

> 正常的月经，应该是 30 天左右来一次，前后可以相差 10
> 天。只要不是因为来月经而出现的阴道出血，就是异常出血。
> 而且，只有很小一部分的异常出血是生理性的，其中大部分都
> 是病理性的。

非经期的异常出血都有哪些隐患

女性只要不是因为来月经而出现的阴道出血，就是异常出血。正常的月经，
应该是 30 天左右来一次，前后可以相差 10 天。比如说 20~40 天来一次，这是
一个正常的周期，经期应该是 3~7 天。有些人月经来三四天，歇一两天又来个
一两天，这种情况下，如果月经 7 天能"干净"，也还算正常。

一般来说，异常出血分为两类：一种跟月经有关，比如每次月经来 10~20
天，停一个星期又来 10~20 天，有规律性的；另外一种干脆跟月经没什么关系，
它愿意什么时候出就什么时候出，这可能是问题更严重的一种出血。

跟月经周期性能够匹配在一起的出血，如果发生在年轻的、20 岁左右的女
性身上，月经来之前滴答几天，来得痛快之后又滴答几天，这样的情形基本属
于正常。如果是十六七岁的小女孩，来了月经后总是"不干净"，可能"干净"
两三天后又来了，越是孩子，越可能和她内在的调节还不成熟有关，她们的异

常出血一般生理性的居多，很少有病理性的。

女人来月经其实也是身体中功能互相调整的体现。月经是谁在管理呢？下丘脑，它把"月经"的命令送到垂体，当垂体把命令发布到血液里，再顺着血液来到卵巢，这就把卵巢功能给调动起来了，卵巢开始分泌雌激素和孕激素。接着，雌激素、孕激素又来到了子宫内膜，这就相当于给这片"土地"施肥。施肥之后，一个月过去，如果没播上种，也就是女性没怀孕，它就要更新一次，而子宫内膜就按月剥脱了，人也就按月来月经了。

异常出血大多是病理性的

异常出血只有很小的一部分是生理性的，其中的大部分都是病理性的。

两次月经之间有一两天的出血，量并不是很多，而且并不是每个月都有，偶尔犯一次，这种应该是"排卵期出血"。

如果你每个月都有两次月经中间的出血，有问题的可能性达到90%，而且通常是息肉引起的。因为子宫内膜息肉待在子宫里面以后，它让子宫内膜显得没那么均匀、宫腔里的状况也不那么"太平"。在排卵期的时候，身体里的激素确实有一些改变，不像来月经时改变得那么猛烈。但正常情况下，这种改变，子宫内膜是受得了的。但子宫内膜里长息肉了就等于这里有了薄弱环节，就会在激素的冲击下出血，所以异常出血也可能是因为子宫息肉引起的。

息肉一般都是生理性的，但总出血的话，肯定还是会出问题的。因为出血就等于一个创伤在子宫里面，容易引起发炎。如果你想怀孕的话，在排卵期肯定要有一个受孕的过程，这个时候出血，有炎症就不方便了，所以虽然息肉不是恶性的，但也还是需要处理的。即便是你好不容易怀上孕，子宫腔里边的内膜是这样一种情况，有薄弱环节存在，这对胎儿的发育、妊娠期的稳定都是不利的。

当心宫颈糜烂引起的异常出血

除了子宫息肉引起的异常出血外，还有一种异常出血是在接触之后发生的，比如性生活以及大便、便秘以后。同时，伴随着阴道分泌物增多、平时白带多的症状，这其实是最让人忧虑的出血。遇到这些情况，我们得特别小心，最好去医院排查一下看有没有宫颈异常等问题。

接触后或者大便之后的出血，肯定不是周期性的，可能每次都有刺激诱发。这种情况下的出血有可能是宫颈糜烂，最坏的可能就是宫颈癌。

现在的很多女性一到医院体检，不少都被诊断说患有宫颈糜烂。其实，纯粹因为宫颈糜烂导致的性生活出血还真少见。而且，"宫颈糜烂"这个词在科学上已经被废除了。虽然这个名字起得特吓人，但它其实就是指育龄期的女性宫颈出现的一些炎症表现。本来很光滑的鳞状上皮，因为炎症显得坑坑洼洼的，看起来好像糜烂一样，所以"糜烂"只是一个形容词而已。

每次在做妇科常规体检的时候，医生会拿一个小刷子，刷一下宫颈的上皮，然后放到细胞采集器里，送给检验的大夫或者病理科的医生，看看这种刷下来的细胞有没有异常的表现。"坏分子"细胞在显微镜底下很容易就露出马脚了。值得一说的是，并不是说宫颈看起来光滑，这一处就一定不存在坏细胞，也不是说宫颈重度糜烂就意味着一定是宫颈癌。

年纪越大，越有可能患宫颈癌

如果是宫颈癌引起的大出血，有时候是很危急的，因为只有癌细胞已经侵袭到了血管才会引起大出血。有性生活的女性，每年都应该做妇科检查、宫颈的细胞学检查，因为这种细胞学的检查很简单，花费也不高，但能把早期的疾病发现出来、筛查出来。如果检查结果连续三年都是阴性的，那你可以间断一年之后再查。这种检查可以把早期癌前病变的细胞筛出来，把癌症扼杀在萌芽状态。

有的人就会问："我现在岁数大了，绝经了，或者说性生活时使用避孕套了，是不是罹患宫颈癌的概率就比较小？"或者说："我现在都60岁了，没有性生活，我还有患宫颈癌的可能吗？"

只要既往有过性生活，就会有可能发生。因为宫颈癌是一个跟感染相关的疾病，比如，现在有人感染了乳头瘤病毒，这是一种有很多亚型的病毒，有一些亚型就容易导致宫颈癌，有一些就不容易。这种感染就是导致宫颈癌很常见的一个因素。感染了乳头瘤病毒以后，疾病经过经年累月的发展，最后就会发展成宫颈癌。

比如说，一个女性在30岁的时候有过一次感染，即便她30岁以后很少有性生活，或者说一直在用安全套，那也有可能得宫颈癌。因为病毒如果持续存在，它也是有可能引起一系列后续变化的。所以，宫颈癌的发生概率，是随着年龄的增长而增加的。当然了，在六七十岁以后，它发生的概率就在走下坡路了，因为性活动减少了。

女人 40 岁以后必须知道的事儿

子宫内膜癌的先兆一开始也是没有规律的出血，但是它的异常出血和外力的刺激没有关系，而是和年龄有一定的关系。年龄越大，患内膜癌的风险越高，尤其是在 40 岁以后。但是现在，内膜癌也存在着年轻化的趋势，30 多岁的女性乱出血，其中有些人是因为一直不怀孕而去医院看病的，做了"诊断性刮宫"之后，发现刮出来的组织很糟、很脆，做病理检测，才发现是患了子宫内膜癌。而这，也是这些女性一直不怀孕的原因。

有一位女性病人，40 多岁，月经一直很规律，突然有一个月，月经连续不停地来。周围的人就安慰她说："你这不是 40 多岁，更年期了吗？没事儿。"很多人遇到这种情况都可能这么想，觉得熬一熬就过去了。

这位病人却觉得，这一个月出血怎么看也不正常，就赶快去医院检查，结果真的是内膜癌，幸好是早期，刚有症状就被她发现了。很快地，她接受了相应的手术，术后都没有做化疗，病情就得到抑制了。

另外还有一类患者挺让人遗憾的，乱出血可能持续了几个月的时间，自己不以为事，可能瞎吃一些调经、止血的药了事，也不去医院做客观的检查。结果到医院来看时已经很晚了，做手术都是勉强为之，接着又做化疗，撑过一两年，有的甚至撑几个月就去世了。

宫外孕是埋在女人体内的"定时炸弹"

怀孕的时候，如果碰到了先兆流产，就会出一些血。这种情况，很多女性都会以为是该来月经了，结果只来了一点儿，持续了很多天都"不干净"，去医院一检查，结果发现是怀孕了。更严重的后果可能是这样：出血，出着出着，老以为自己是月经不调，结果是宫外孕，这就非常危险了。

40多岁的女性很可能对避孕放松了警惕，到来月经的时候就出了点儿血，自己就想："哟，是不是更年期啊？"自己决定观察着，结果观察出问题来了。

曾经我身边就有过这样一个案例：一女性出血出了12天，有一天晚上突然肚子疼，一侧腹痛，疼着疼着就休克过去了，脸煞白的，也没劲儿了，晕倒在那儿。家里人立刻把她送到医院来，她的肚子鼓鼓囊囊的，一做B超，发现肚子里都是液体。再查尿，结果显示是怀孕了。但做彩超却发现宫内没有，而肚子里都是液体，为什么？那就是宫外孕了。

女性肿瘤要早警惕、早预防

> 哪些肿瘤是最容易发生在女性身上的？主要是三大妇科肿瘤：一，宫颈癌，它在我们国家是第一女性杀手；二，子宫内膜癌，在西方国家，它应该是第一杀手；三，卵巢癌，它的发病非常隐匿，两个小小的卵巢在腹部的深处，摸不着、看不到，早期发病让人不知不觉。

卵巢囊肿的自我诊断标准

女性在育龄期，比如 20~30 岁，体检的时候，医生说："卵巢上有囊肿。"而且可能会是这样的情况：7 月份做 B 超，发现左边有一个囊肿，到 10 月份再做 B 超，发现右面又有一个囊肿，但是之前左面的那个囊肿没有了。再过两个月，左面的囊肿又出来了，左右交替着出现。

很多人都在担心这是不是身体出了什么问题，其实，这种情况根本不必烦恼，反而是一件很值得高兴的事情。为什么这么说呢？卵巢作为生殖系统中的内分泌器官，它每个月都会排卵，排卵的过程跟卵泡的发育有关。卵泡的成熟、发育有这样一个过程：先得是卵子发育起来，它在发育的时候，周围必须有一个囊腔，然后再慢慢发育。所以 6 厘米以下的囊肿能够在一两个月内消失的，肯定是生理性的。

所以体内有囊肿也就意味着你在排卵、卵巢功能还挺好！这就有点儿类似于鸡下蛋的意思了。人排卵是排在肚子里，而鸡下蛋是排到体外去了。

这样的囊肿，如果它的大小一直是不变的，一直保持在 6 厘米以内，也没有恶性的趋势，那它待着就待着呗，这倒也没什么问题。但是如果囊肿缓慢地生长的话，你还是应该做手术。一般来说，卵巢的囊肿长到 6 厘米以上才需要做手术。

为什么是 6 厘米？一般来说，彩超检查时，囊肿的误差应该在 1 厘米之内，不可能这个大夫看是 4 厘米，那个大夫看是 7 厘米。当然，医生在做彩超的时候，不光是看卵巢的大小，还要看卵巢壁的薄厚、看它有没有流血，以及它的内部情况。卵巢里的肿物如果持续存在，又是 6 厘米以上，病理性的可能就更大了。

如果我们任由囊肿长在那儿的话，还有可能影响卵巢的内在环境，因为卵巢本来也不大，就 4 厘米左右。输卵管就"趴"在卵巢上面，如果长这么大一个囊肿，不就抢地方了吗？把输卵管挤得变位置了，功能受到影响，也会影响怀孕。另外，如果怀孕以后，囊肿不断地长大，人也会感觉难受了。所以最好还是在怀孕前把"战场"清理干净。而且如果囊肿长着长着，哪一天突然破了，或者突然有一天性质扭转了，引发急腹症，这就不值当了。

子宫肌瘤有时也是"纸老虎"

子宫肌瘤是妇科良性肿瘤中最常见的一种疾病。最近国外某网络上的一个调查结果发现，处于生育年龄的女性，50% 都患有子宫肌瘤。为什么概率会这么高呢？其中的一个原因就是，现在的检查水平在提高，使我们很早就能知道自己是否得了这种疾病。

那子宫肌瘤到底是一种什么疾病呢？在子宫的平滑肌上有一个良性的肿瘤生长，叫作子宫肌瘤。总的来说，子宫肌瘤良性的居多，而且是女性良性肿瘤中最多见的。

子宫平滑肌瘤最重要的症状是异常的子宫出血，以及子宫增大后对周围组织的压迫，包括对膀胱的压迫。比如说尿频，我们总感觉要去上卫生间，或者有尿不净的感觉，最大的感觉是压迫输尿管，形成肾积水或者是无尿。我曾经就遇到过这样的病人：北京的一个白领女性，她直到尿不出尿了才去医院就诊，结果是一个巨大的宫颈肌瘤把两侧的输尿管全部压迫了，于是导致了无尿状态。

还有一个症状就是不孕，对一些不孕的女性来讲，子宫肌瘤也是一个很重要的问题，其中，异常出血就是这种病的一个信号。

子宫肌瘤的异常出血多数表现为月经量多，这是最主要的症状。原来月经量一直很正常，突然月经量增多了。比如，我们一般衡量月经是否量大，看用卫生巾的多少，一般一次用一包半算是正常的状态，突然间一个月增多了，那就首先要考虑是不是子宫肌瘤了。

还有一种情况是月经不规律，经前经后的淋漓出血，还有一些肌瘤会表现为经血流出不畅，同时伴有痛经。所以，只要是出现异常的子宫出血，你就一定要去就诊，因为它还和其他的很多病相混淆。一些恶性的疾病也有这些症状，所以你一定要让专科的医生判断，做鉴别诊断，这样才能确定自己得的是否是良性的子宫肌瘤。

🌀 子宫肌瘤青睐哪些女性

很多人没有性生活的经历，但是已经有子宫肌瘤的出现了。这就牵扯到一个大家很关心的问题——哪些人是子宫肌瘤的高发人群？

从流行病学调查结果来看，子宫肌瘤的发生可能有种族的因素，有家族的因素，有激素水平的因素，还会跟在子宫上受体分布的不同有关，但所有的因素加起来都没有一个肯定的因素。

之前有民间流传说，子宫肌瘤的发生和乳腺增生是一根藤上的瓜。这是有道理的，因为子宫肌瘤和激素水平有关系。除此之外，乳腺疾病、子宫上的疾病，包括子宫内膜癌、子宫肌瘤，还有卵巢的一些恶性肿瘤，都与雌激素水平密切相关。所以，如果一个女性体内激素水平比较旺盛的话，可能还意味着她属于这些疾病的高发人群。

当然，这也有遗传的关系，但是在妇产科的肿瘤方面，只有卵巢癌的遗传因素是最能肯定的。卵巢癌有一个手术叫预防性的卵巢切除术，就是为卵巢癌的家族使用的。如果她的妈妈患有卵巢癌，她的姑姑和姨也有这个问题的话，她可以在 30 多岁的时候，某些肿瘤标志物增多的情况下，或者她有一些特有的遗传基因的情况下，完成了生育，那她可以做预防性的卵巢切除。但是没有人说为了子宫肌瘤要预先切除子宫，这是不可能的事情。因为它本身也不是要命的事儿，没有必要做这么大的"牺牲"。

🖊 什么样的子宫肌瘤该切除

现在子宫肌瘤的检出率高了，肌瘤在很小的时候就能够被发现，很多人不知道该不该切除。对此，临床上有一个非常明确的标准：首先这个肌瘤要引发了一些症状才能切除。如果它没有引起出血，没有因为压迫而让你觉得腹部有重坠感，也没有成为不孕的因素，可以继续观察，不做手术。

子宫肌瘤发展到什么时候才需要切除呢？有两个标准：①整体子宫超过妊

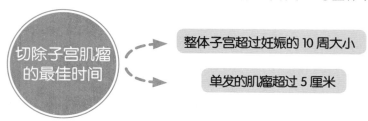

切除子宫肌瘤的最佳时间 → 整体子宫超过妊娠的 10 周大小

→ 单发的肌瘤超过 5 厘米

娠的 10 周大小；②单发的肌瘤超过 5 厘米。

　　还有人觉得，孩子也生完了，索性把子宫也切了吧，事实上，子宫还是有一部分内分泌的功能的，而且它最重要的作用是维持盆底的解剖结构，尤其对盆底的支持非常重要。子宫之所以能够立在盆腔中间，是因为它有很多韧带连接，这些韧带对盆底能起到一个支持的作用。你切断了之后，整个盆底的支持力量就要塌陷掉，老了以后就会激发更多的盆底缺损的疾病，比如膀胱膨出、直肠膨出、尿失禁，而且这些疾病的发生率也会增高。

　　那子宫肌瘤能否采取保守治疗？如果子宫肌瘤发生在更年期前后，有时候可以忍一忍，忍到停经以后，这事儿就过去了，因为雌激素是子宫肌瘤的养料，等更年期到了，雌激素少了，肌瘤就可能被饿死了，不治而愈了。是不是这个疾病忍到绝经以后就好了呢？并非如此，从临床经验上来看，只有小于 3 厘米的肌壁间的肌瘤，在绝经以后，90% 以上的肌瘤会萎缩，但是黏膜、浆膜下的肌瘤就不是这样的。如果你发现有压迫症状、出血症状，还是要尽可能地去除，因为这些问题通过微创都可以很容易地解决。

　　最主要的是，肌瘤在绝经以后一旦生长，它的恶变风险是很高的。有这样一个病人，57 岁了，她从 54 岁的时候开始出问题，有人告诉她忍，她居然忍了 3 年，后来去医院检查，发现了多发的肌瘤，通过一个手术就解决了。但是如果她还像之前那样一直忍下去，肌瘤可能还会发展到子宫内膜癌，所以，更年期以后出现的肌瘤，一旦发生，更要注意它的恶变。

孕期发现了子宫肌瘤怎么办

　　子宫肌瘤首先是一个导致女性不孕的因素，如果你出现了不孕，就要到医院检查到底是不是因为这个因素引起的。如果是子宫黏膜下肌瘤造成的不孕，大概半小时的宫腔镜手术就足以解决你的问题；如果是因为一个大的浆膜下肌瘤的压迫而导致的不孕，我们还可以用腹腔镜。

还没有生孩子的女性，肌瘤影响不影响生育呢？这一定要让医生去判定。"黏膜下肌瘤"可以做宫腔镜手术，这可以说是近代妇科手术史上最完美的术式之一了。"浆膜下的肌瘤"变大以后会有压迫症状，会让子宫变形，可以通过腹腔镜的方式来处理，而且也是微创。

如果是子宫壁间内的肌瘤，还可以通过子宫动脉栓塞的方式，让它血运少了来"饿死"它，这也是一种方法，这样都可以保住子宫。

有一些肌瘤非常有意思，具有丰富的孕激素受体，虽然少，但是这些瘤子会在孕期造成很大的麻烦。怀孕的早期，它生长得比孩子还快，肯定会造成子宫腔的形状不规则，造成子宫不均匀地收缩，最终造成流产。所以，这样的肌瘤是要剔除的。

还有一种情况，在妊娠期间发现了肌瘤，但不是很大，长到两三厘米了，这种情况，我们可以暂时不用管它，而且也不主张在剖宫产的同时剔除它。因为这个时候会出血多，还是尽量地让病人自然分娩。除去了妊娠的雌孕激素因素影响以外，我们再看肌瘤的正常大小，如果够标准再剔，如果不够标准，那就暂时观察。

宫颈癌有什么特点

妇科三大肿瘤	发病原因	症状	筛查方法
宫颈癌	在我们国家是第一女性杀手，跟HPV感染相关，也跟个人的生活习惯有关	免疫力很低	三阶梯检查方法：细胞学筛查（HPV检测）→阴道镜→取出异常部位的细胞做病理学检查

子宫内膜癌	西方国家女性的第一杀手，常年无排卵月经、多囊卵巢综合征会诱发子宫内膜癌	异常阴道出血，淋漓出血，什么原因都没有，血量也并不多，但是滴滴答答老也不断。另有异常的排液	取出异常部位的细胞做涂片检查，或做诊断性刮宫
妇科三大肿瘤	**发病原因**	**症状**	**筛查方法**
卵巢癌	发病非常隐蔽，且目前还没有像宫颈癌、子宫内膜癌这样早期发现的方法	部分人会表现为月经紊乱、月经量增多的症状；部分人会表现出男性化特征，比如长胡须、喉结。声音沙哑等；老年人绝经后突然变得细皮嫩肉，阴唇、外阴都非常丰满，甚至伴有阴道出血；或者是忽然CA125值升高	做 B 超、盆腔检查、CA125 检测，其中，CA125 检测能够把 70%~80% 的卵巢上皮浆液性肿瘤检查出来

宫颈癌在我们国家是第一女性杀手，而且到现在已经能明确，它是跟 HPV 感染相关的恶性肿瘤。这个感染率是非常高的，一个女性一辈子当中可能有 70%~80% 的概率会感染这种病毒，但这并不是肿瘤的发生率。只有那些既感染了 HPV，同时免疫力又很低的人，肿瘤才会变成癌前病变或者宫颈癌。而宫颈癌高发的人群主要集中在第三世界国家。

宫颈癌的感染和个人的生活习惯有一定的关系。比如，这个人经常得阴道炎症、宫颈炎症，她患宫颈癌的可能性就比较大。因为一定是有破口、损伤，病毒才会侵袭到宫颈上层。但我们人体自己本身有一套免疫系统，比如，阴道的鳞状上皮会分泌各种细胞分子保护女性。阴道里面还有一些很好的小细菌乳杆菌，这种乳杆菌大量存在于女性的阴道当中，形成了一层菌膜，这个菌膜加上这些小的细胞因子，能很好地保护女性的阴道。可是有一些很爱干净的白领女性，天天冲洗阴道，把细胞因子冲没了，把好的细菌也冲没了，这个时候阴道就处于无保护状态，什么东西都能进去。女性成年以后有性生活，每次的性生活本身就会创造一些看不见的小破裂口，这个时候细菌、病毒都会长驱直入侵犯人体，过于干净的阴道没有保护力。所以，女性要真的干净，不要假干净。但是也不要太干净，要科学干净。

宫颈癌有个三阶梯的检查方法

1 － 细胞学筛查，准确度达到 90% 以上；

2 － 有问题的病人可以做第二阶梯的检查——阴道镜；

3 － 在放大镜的指示下取出异常部位细胞做病理学的检查。

宫颈癌的检查被全球妇产科医生和老百姓认可，现在普及得非常好，我们国家已将其推广到广大农村女性，现在农村女性可以免费进行筛查。

西方女性的第一杀手——子宫内膜癌

在西方国家，它应该是女性的第一杀手。近年来在我们国家发病率也有所上升，与高血压、肥胖、糖尿病有联系，而那些年龄偏大，天天在职场中拼杀，晚上在餐桌上应酬的女性的发病率也非常高。

超过 95% 的 40 岁以上的人，以及一些年轻人，她们之所以患子宫肌瘤，常常跟月经紊乱有关。常年无排卵月经，就会造成子宫内膜过度增生，也会发生癌变。比如停经或者月经没有规律性，没有痛经，这常常是无排卵月经的表现，它也会诱发子宫内膜癌的发生。

什么症状能提示你有可能患了子宫内膜癌呢？当你出现了异常阴道出血的时候。宫颈癌也会有异常出血的症状，但它是接触性出血，同房或者大便用力以后会有出血症状。而子宫内膜癌的症状是淋漓出血，什么原因都没有，血量也并不多，但是滴滴答答老也不断。实际上，这是肿瘤生长过程中的一些坏死组织、因生长过快而脱落的东西渗出来了。这是大家需要注意的。

另外，还要注意异常的排液。除了出血以外，还有一些异常的液体从阴道排出，这也要到医院好好查一下，可能是肿瘤，也可能是炎症。

最会"躲猫猫"的卵巢癌

卵巢癌，它的发病非常隐匿，两个小小的卵巢在腹部的深处，摸不着、看不到，虽然也有早期的症状，但不是妇产科方面的症状，而是消化道症状，比如说消化道腹胀，消化不良、不舒服、不想吃饭，有的人甚至感觉恶心，这些症状，80% 的患者都有，很少有人因为这些消化道症状到妇产科来。尤其是老年女性一定要注意，出现这些症状时，要赶快到妇科查一下，做 B 超、盆腔检查、查一下 CA125。其中，CA125 检测能够把 70%~80% 的卵巢上皮浆液性肿瘤检查出来。

当你不能抓到前兆的时候，年龄因素就会显得比较重要了。一般来说，癌症、恶性肿瘤基本上都是老年病。一个是年龄偏大的人，另外一个是有卵巢癌家族史的人，比如，在医院里，我们经常见到妈妈患有卵巢癌，姐姐也是，妹妹也是。我见过一个病例是一家五口都是，患有卵巢癌的同时还患有乳腺癌、大肠癌（结肠癌）。这些疾病的起源都是非常相近的，家族史中有这些疾病的时候一定要重视，起码一年一次的体检还是要做的。

像这类有卵巢癌家族史的，或者家族里面直系亲属有 3 个或者 3 个以上患有这类疾病的，在国外，医生建议她们到 40 岁以上就进行卵巢切除，把祸根拿掉。即使不切，这些人也要勤一点儿检查，半年查一次。但说实话，真要得病的话，3 个月查一次都不行，因为癌细胞长得太快了，它的细胞增殖周期特别短。

另外，月经方面，我们也会察觉到一些征兆。比如说，一部分人会有月经紊乱、月经量增多的症状。除了有一些特殊的卵巢恶性肿瘤，比如说卵巢男性化肿瘤，病人会产生男性化特征，比如长胡须、喉结，声音沙哑等。如果是一个实性卵巢肿瘤就要想到它有可能是分泌雄性激素的。另外，还有一些分泌雌激素的，有一些老年人绝经很多年之后突然一下变得细皮嫩肉的，阴唇、外阴都非常丰满，像年轻人似的，甚至伴有阴道出血，这个时候一定要想到可能有卵巢分泌雌激素的肿瘤出现。这也是一个提示。一个绝经后的老人没有任何原因，肚子也不疼，什么症状都没有，化验检查时，忽然发现 CA125 值升高了，并查出伴有卵巢肿瘤，这时候我们一定要想到这个肿瘤可能是恶性的。但如果这个女性年轻，有痛经或者结核的问题，就要想这有可能跟炎症相关。

需要注意的是，CA125 这个指标在患良性疾病时也会高，比如说，当你患有巧克力囊肿，就是子宫内膜异位症、子宫腺肌病的时候，CA125 值都会增高。有炎症的时候，这个值也会增高，比如患腹腔结核的时候，CA125 值可以升到上千。另外，个别的肌瘤也可以导致 CA125 值增高，只要是腹腔、胸腔有浆膜层损伤、炎症，它都会升高。所以，CA125 值并不是判别卵巢癌的特异性指标。